放射性核素融合成像临床医师指南·PET/CT

Nilendu Purandare / Sneha Shah
PET/CT in Hepatobiliary and Pancreatic Malignancies

肝胆胰恶性肿瘤 PET/CT

主　编　〔印〕尼仑都·普兰德尔
　　　　　　　　斯尼哈·沙哈

主　译　高红强　胡宗强　陈　龙

天津出版传媒集团
◇ 天津科技翻译出版有限公司

著作权合同登记号:图字:02-2021-154

图书在版编目(CIP)数据

肝胆胰恶性肿瘤 PET/CT/(印)尼仑都·普兰德尔
(Nilendu Purandare),(印)斯尼哈·沙哈
(Sneha Shah)主编;高红强,胡宗强,陈龙主译. —
天津:天津科技翻译出版有限公司,2022.12
　　(放射性核素融合成像临床医师指南·PET/CT)
　　书名原文:PET/CT in Hepatobiliary and
Pancreatic Malignancies
　　ISBN 978-7-5433-4279-8

　　Ⅰ.①肝… Ⅱ.①尼… ②斯… ③高… ④胡… ⑤陈
… Ⅲ.①肝脏肿瘤–计算机 X 线扫描体层摄影–诊断学 ②
胆肿瘤–计算机 X 线扫描体层摄影–诊断学 ③胰腺癌–计算
机 X 线扫描体层摄影–诊断学 Ⅳ.①R735.04

中国版本图书馆 CIP 数据核字(2022)第 166135 号

授权单位:Springer International Publishing AG
出　　版:天津科技翻译出版有限公司
出 版 人:刘子媛
地　　址:天津市南开区白堤路 244 号
邮政编码:300192
电　　话:(022)87894896
传　　真:(022)87893237
网　　址:www.tsttpc.com
印　　刷:天津新华印务有限公司
发　　行:全国新华书店
版本记录:710mm×1000mm　16 开本　5.5 印张　80 千字
　　　　　2022 年 12 月第 1 版　2022 年 12 月第 1 次印刷
　　　　　定价:58.00 元

(如发现印装问题,可与出版社调换)

译者名单

主　　译　高红强　胡宗强　陈　龙

副 主 译　褚　光　陈富坤　邓成仕

译　　者　(按姓氏汉语拼音排序)

陈　龙　云南省肿瘤医院(昆明医科大学第三附属医院)

陈富坤　云南省肿瘤医院(昆明医科大学第三附属医院)

褚　光　云南省昆明市第一人民医院

邓成仕　云南省文山州人民医院

冯成涛　云南省肿瘤医院(昆明医科大学第三附属医院)

高红强　云南省昆明市第一人民医院

高勇强　云南省普洱市人民医院

胡战利　中科院深圳先进技术研究院

胡宗强　云南省昆明市第一人民医院

黄　顺　南方医科大学南方医院

濮永祝　云南省肿瘤医院(昆明医科大学第三附属医院)

谢婷婷　深圳市福田区第二人民医院

张林启　广州医科大学附属肿瘤医院

学术秘书　李进丹　云南省肿瘤医院(昆明医科大学第三附属医院)

王冬冬　云南省昆明市第一人民医院

编者名单

Archi Agrawal Department of Nuclear Medicine and Molecular Imaging, Tata Memorial Centre, Mumbai, Maharashtra, India

Kedar Deodhar Department of Pathology, Tata Memorial Hospital, Mumbai, Maharashtra, India

Ashwin deSouza Department of Gastrointestinal and HPB Surgery, Tata Memorial Centre, Mumbai, Maharashtra, India

Kunal Gala Department of Radiology, Tata Memorial Hospital, Mumbai, Maharashtra, India

Suyash Kulkarni Department of Radiology, Tata Memorial Hospital, Mumbai, Maharashtra, India

Ashwin Polnaya Department of Radiology, Tata Memorial Hospital, Mumbai, Maharashtra, India

Nilendu Purandare Department of Nuclear Medicine and Molecular Imaging, Tata Memorial Centre, Mumbai, Maharashtra, India

Ameya D. Puranik Department of Nuclear Medicine and Molecular Imaging, Tata Memorial Centre, Mumbai, Maharashtra, India

Venkatesh Rangarajan Department of Nuclear Medicine and Molecular Imaging, Tata Memorial Centre, Mumbai, Maharashtra, India

Sneha Shah Department of Nuclear Medicine and Molecular Imaging, Tata Memorial Centre, Mumbai, Maharashtra, India

Nitin Shetty Department of Radiology, Tata Memorial Hospital, Mumbai, Maharashtra, India

中文版前言

PET/CT 是 PET 与 CT 的融合影像，在肿瘤个体化诊疗管理方面发挥着重要的作用。随着放射性药物的发展、核医学诊疗一体化的应用，PET/CT 在多种疾病的诊疗中发挥着越来越大的作用。

PET/CT 检查能够节省医疗开支、提高疗效、护航健康。2021 年《柳叶刀》最新报道，对 200 个国家癌症患者的相关研究表明，高收入国家癌症患者的 5 年生存率远高于中低收入国家。PET/CT 和 MRI 是高收入国家癌症患者具有较高的 5 年生存率的关键。PET/CT 等检查预期产生的健康和经济效益是相当可观的。

随着国内 PET/CT 的逐年增多，相关从业医师也越来越多。为此，我们组织国内 PET/CT 临床应用的一线专家，相继翻译了"放射性核素融合成像临床医师指南·PET/CT"丛书中的几个分册，希望能够为临床医师应用 PET/CT 提供参考。

"放射性核素融合成像临床医师指南·PET/CT"丛书论述了 PET/CT 在各种疾病中的应用。其中《肝胆胰恶性肿瘤 PET/CT》详细论述了 PET/CT 显像原理、用于肝胆胰恶性肿瘤显像的放射性药物、PET/CT 在肝胆胰恶性肿瘤中的应用、PET/CT 的特征性表现及其局限性。此外，还提供了有关临床表现、诊断、分期、病理、管理和放射成像的信息。该书呈现了 PET/CT 在肝胆胰恶性肿瘤中的应用，可供核医学科和放射科医师、技师、技术人员和护士等参考阅读。

高红强　　胡宗强　　陈龙

序 言

本丛书简明扼要地介绍了肿瘤患者 PET/CT 检查的临床适应证。

多模态成像技术的发展有利于对癌症患者进行更好的分期、针对性的管理和个体化的治疗。早期精确诊断对肿瘤的诊治具有重要意义,可以通过 PET/CT 获取肿瘤患者病情具体信息,预测预后,并可指导治疗方案的制订和优化。

很巧的是,PET/CT 极大地受益于良好的靶/非靶比值的放射性核素标记探针。^{18}F-FDG 仍然是临床获益的基石,但大量的新探针无疑带来了益处。PET/CT 技术不断发展,其适应证和临床应用范围也不断扩大。现有的设备和数据处理技术提供了高通量和丰富的数据,促进了 PET/CT 技术的发展,同时患者耐受性好,患者和公众接受度也高。例如,PET/CT 也用于评估心脏疾病,重点是铷(Rb)标记和葡萄糖标记方面的研究。

其他成像方式(例如,MRI)在诊断恶性肿瘤方面已取得一定进展,但用放射性核素标记胆碱和小分子肽[例如,DOTATATE 和前列腺特异性膜抗原(PSMA)]的新型探针也已得到临床认可,使 PET/CT 成为诊断神经内分泌肿瘤和前列腺癌的重要工具。

肿瘤学界已经认可 PET/CT 的应用价值,并为一些最重要的适应证提供了最新的诊断标准。例如,最近制订的对淋巴瘤患者进行 PET/CT 分期的 Deauville 标准,预计也将制订其他恶性肿瘤(例如,头颈癌、黑色素瘤和骨盆恶性肿瘤)的类似诊断标准。

本丛书是肿瘤 PET/CT 检查的快速指南,同时也突显了 PET/CT 在肿瘤学中的优势。

Peter J. Ell
英国伦敦

前　言

　　PET/CT 和 SPECT/CT 融合成像结合最佳的功能和结构信息，可提供精准定位、疾病特征和诊断信息。有大量的文献和证据支持 PET/CT 在癌症患者的肿瘤成像和治疗中具有重要作用。同时，也有越来越多的证据支持和扩展了 SPECT/CT 检查的适应证，尤其是在骨骼疾病中的应用。

　　"放射性核素融合成像临床医师指南·PET/CT"丛书旨在为从事核医学工作并参加多学科会诊的临床医师、核医学科/放射科医师、放射科技师/技术人员，以及护士提供参考。该丛书由来自不同国家的专家和学者共同编写，他们都有一个共同的愿景：促进核医学在疾病诊疗中发挥更加重要的作用。

　　在此感谢所有为本书做出贡献的顾问、作者和审稿专家，没有他们的努力，这本书就不可能出版。同时感谢英国核医学学会(BNMS)成员的鼓励和支持，也特别感谢 Brian Nielly 博士、Charlotte Weston 博士、BNMS 教育委员会和 BNMS 理事会成员的热情和信任。

　　最后，特别感谢业界对教育和培训一如既往的支持。

Gopinath Gnanasegaran

Jamshed Bomanji

英国伦敦

致 谢

丛书的合作者、编辑谨向英国核医学学会(BNMS)成员、患者、教师、同事、学生、业界人士及 BNMS 教育委员会成员表示衷心的感谢,感谢他们一直以来的支持和鼓励:

Andy Bradley

Brent Drake

Francis Sundram

James Ballinger

Parthiban Arumugam

Rizwan Syed

Sai Han

Vineet Prakash

目 录

肝胆胰恶性肿瘤PET/CT诊疗规范
分享阅读心得，提高诊疗技能

我们为正在阅读本书的你，提供了以下专属服务

读书笔记

边学边记录肝胆胰恶性肿瘤诊疗要点，生成专属笔记

同类医学书推荐

精选优质医学书单，助力提高医术水平

医学交流群

与同读本书的读者交流阅读心得

微信扫码

添加智能阅读向导，获取专属医学服务

第 1 章

肝胆胰恶性肿瘤:流行病学、临床表现、诊断和分期

Ashwin deSouza

本章纲要

1.1 引言

    肝脏、胆管和胰腺恶性肿瘤疾病进程各不相同,各自有其独特的发病机制、临床表现和临床分期。本章将对肝癌、胆囊癌、胆管癌、胰腺癌的流行病学、临床表现、诊断和分期进行总结。

1

1.2　肝细胞癌

1.2.1　流行病学和病因学

全球流行病学调查显示,肝细胞癌(HCC)在成年男性常见恶性肿瘤中居第 5 位,在成年女性常见恶性肿瘤中居第 7 位。HCC 在男性和女性癌症相关死因中分别居第 2 位和第 6 位[1]。

大多数肝细胞癌的发生都有潜在的慢性肝病背景,尽管任何原因导致的肝硬化都易继发肝细胞癌,但近 80% 的病例都由慢性乙型和(或)丙型肝炎感染引起[2]。

平均年龄 50~60 岁的男性比同年龄段的女性更容易发生肝细胞癌[1,3,4]。

表 1.1 列出了肝细胞癌的各种病因。

1.2.2　临床表现

因肝细胞癌缺乏特异性症状,所以患者发现时通常已经到了晚期[5,6]。患者诊断明确后的中位生存期为 6~20 个月[7]。

除了已有的慢性肝病的症状,患者大多无明显症状。如果患者在慢性肝病代偿期出现一过性的失代偿表现,则应高度怀疑肝细胞癌。表 1.2 列出了肝细胞癌常见的症状和体征。罕见的、严重的并发症,如肿瘤破裂致腹腔内出血,需要紧急抢救,可在介入下行血管栓塞封堵,严重者需立即手术治疗。

肝细胞癌患者偶尔会出现副肿瘤综合征,例如,低血糖、红细胞增多、高钙血症或严重水样腹泻。

表 1.1　肝细胞癌病因/诱发因素

乙型肝炎病毒(HBV)感染	糖尿病
慢性丙型肝炎病毒(HCV)感染	非酒精性脂肪肝
遗传性血色病	肥胖
慢性肝炎和肝硬化	铁过载
黄曲霉毒素	α1-抗胰蛋白酶缺乏症
饮用受污染的水	急性间歇性卟啉病
咀嚼槟榔	胆结石、胆囊切除术
吸烟和酗酒	饮食因素——红肉和饱和脂肪的摄入

表 1.2　肝细胞癌临床表现

症状

- 不典型的临床表现
- 黄疸、厌食、体重减轻、不适
- 上腹隐痛
- 上腹部肿块
- 急性表现:肿瘤内出血伴一过性急性腹痛,肿瘤破裂伴腹腔破裂并出血

体征

- 肝大(50%~90%)
- 肝脏血管杂音(6%~25%)

- 腹水(30%~60%)
- 原发性肝病相关门脉高压所致脾大
- 发热(10%~50%):可能由肿瘤坏死引起
- 慢性肝病的症状:黄疸、腹壁静脉曲张、肝掌等
- 男性乳房异常发育,睾丸萎缩,周围性水肿
- 布-加综合征:由于肝静脉受侵,引起大量腹水和肝大
- Troisier 征:左锁骨上淋巴结肿大(Virchow 淋巴结)

1.2.3　诊断和分期

三期增强 CT 扫描或 MRI 检查是诊断肝细胞癌的首选方法。如果有肝内实质性占位性病变,并出现特征性的影像学表现,即肝内肿块在动脉期明显强化,于静脉期快速减退,则高度怀疑为肝细胞癌。

鉴于大多数肝细胞癌患者有慢性肝病病史,应建议慢性肝病患者每 6 个月进行一次超声检查,以期早期发现和诊断癌变。图 1.1 所示为美国肝病研究学会(AASLD)对肝细胞癌的诊断指南[8]。对肿块进行活检时,容易将重度结节样异性增生和肝细胞癌混淆,因此,需由经验丰富的病理学专家阅片并联合免疫组化(免疫组化标志物是 GPC-3、HSP70 和谷氨酰胺合成酶)进行鉴别。若活检是阴性,患者应间隔 3~6 个月进行影像学检查,直到结节消失或发现结节增大,或者出现肝细胞癌的特征性影像学表现。

血清甲胎蛋白(AFP)水平并不在肝细胞癌的诊断策略中,因为 AFP 升高也可能见于未患肝细胞癌的急性或慢性病毒性肝炎患者[9]。但对于 AFP 水平>500μg/L 的患者,则应高度怀疑肝细胞癌[10]。AFP 也用于评估肝细胞癌肝移植患者的预后,AFP 水平>1000μg/L 提示移植后肿瘤复发风险较高[11]。

肝细胞癌最常见的肝外转移部位依次为肺、腹部淋巴结和骨骼。建议对所有准备行肝细胞癌根治性切除术的患者都行胸部 CT 检查。由于骨扫描诊断敏感性不高,建议仅对有相应症状的患者进行检查。

表 1.3 列出了肝细胞癌的 TNM 分期[12]。

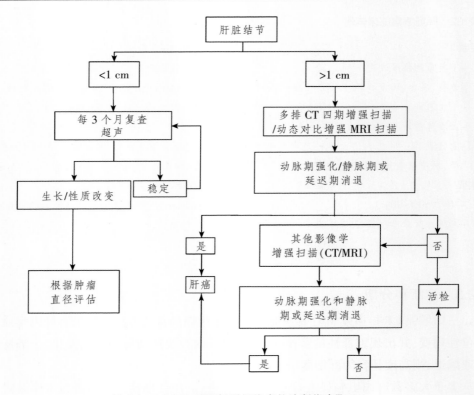

图 1.1   AASLD 对疑似肝细胞癌的诊断指南[8]。

1.3   胆囊癌及胆管癌

1.3.1   流行病学和病因学

胆囊癌的发病率有很大的地域差异,南美洲部分地区、印度、巴基斯坦、日本和韩国的发病率较高[13]。大多数胆囊癌患者合并有胆囊结石,但在胆结石患者中胆囊癌的发病率仅为 0.5%~3%[14]。表 1.4 列出了胆囊癌的危险因素。

胆管癌起源于胆管上皮细胞,根据解剖位置分为肝内胆管细胞癌和肝外胆管细胞癌。肝外胆管细胞癌进一步分为肝门部(至胆囊管和胆管交汇处)和远端胆管细胞癌。根据 Bismuth-Corlette 分型进一步将肝门部胆管癌分为 4 种类型(表 1.5)[15]。肝门部胆管癌被称为 Klatskin 肿瘤。

表 1.3　肝细胞癌 TNM 分期[12]

原发肿瘤(T)

Tx	原发性肿瘤无法评估
T0	无原发肿瘤的证据
T1	单发肿瘤,无血管侵犯
T2	伴有血管侵犯的孤立性肿瘤或多发肿瘤总直径不超过 5cm
T3a	多发肿瘤总直径>5cm
T3b	单发或多发肿瘤累及门静脉或肝静脉主要分支
T4	肿瘤直接侵犯胆囊以外的邻近器官或穿透腹膜

区域淋巴结(N)

Nx	无法评估区域淋巴结
N0	无区域淋巴结转移
N1	区域淋巴结转移

远处转移(M)

M0	无远处转移
M1	远处转移

分期/预后

I	T1	N0	M0
II	T2	N0	M0
IIIA	T3a	N0	M0
IIIB	T3b	N0	M0
IIIC	T4	N0	M0
IVA	任意 T	N1	M0
IVB	任意 T	任意 N	M1

表 1.4　胆囊癌风险因素

胆石症	胆胰管汇合部解剖结构异常
瓷化胆囊	药物:甲基多巴、口服避孕药、异烟肼
胆囊息肉	接触致癌物:石油、造纸、化工、制鞋、纺织等行业
原发性硬化性胆管炎	
慢性幽门螺杆菌感染	肥胖和血糖升高
先天性胆总管囊肿	

表 1.5　肝门部胆管癌 Bismuth–Corlette 分型[15]

Ⅰ型	肿瘤位于左右肝管汇合部下方
Ⅱ型	肿瘤侵犯左右肝管汇合部
Ⅲ型	肿瘤侵犯左右肝管汇合部和右(3a)或左(3b)肝管
Ⅳ型	多发肿瘤或肿瘤侵犯左肝管、右肝管及左右肝管汇合部

原发性硬化性胆管炎和纤维多囊性肝病(例如,胆总管囊肿)是胆管癌的主要危险因素。肝内胆管细胞癌也与慢性肝病和肝吸虫感染(例如,华支睾吸虫)有关。林奇综合征和胆管乳头状瘤这两种家族遗传病[16],也易导致胆管癌。

1.3.2　临床表现

早期胆囊癌患者通常无症状,有时因胆囊结石而表现出相应症状。大部分早期胆囊癌为影像学检查偶然发现,或因胆囊结石行胆囊切除,术后常规病理检查发现。患者出现黄疸多提示为肿瘤晚期,因肿瘤浸润生长侵入肝脏,或肝门部淋巴结转移压迫胆管。若出现由胆囊癌引起的十二指肠或结肠梗阻,患者通常失去手术机会。

肝外胆管细胞癌通常表现为胆管梗阻症状,如黄疸、瘙痒、陶土样大便和浓茶样小便。相关的体征包括右季肋区隐痛、乏力、厌食和体重下降。胆管梗阻致胆汁排泄不畅,继发感染可导致胆管炎,表现为右腹部疼痛、发热和黄疸三联征。

肝内胆管细胞癌占胆管癌病例的 20%[17],大部分无特异性症状,早期诊断的病例常为偶然发现。较大肝内肿块可表现为腹痛、厌食和体重减轻。

1.3.3　诊断和分期

对疑似有胆管系统病理性症状的患者,首选超声检查。超声可证实胆管扩张,定位阻塞节段,排除胆囊结石,发现转移性肝脏肿瘤、异常腹膜沉积物及腹水。鉴于可能发展为恶性肿瘤,对直径>1cm 的胆囊息肉应行胆囊切除术[18]。

对超声检查怀疑为恶性肿瘤的患者应进行增强 CT 或 MRI 扫描。胆囊癌可表现为腹腔内浸润肿块,胆囊壁增厚,伴或不伴肝实质浸润的胆囊窝肿块。如胆管扩张(>6mm)同时胆管壁增厚,应高度怀疑胆管癌。肝内胆管细胞癌表现为肝实质内肿块。

对于胆管梗阻患者,磁共振胆胰管成像(MRCP)作用显著,其不仅能准确地显示出梗阻的节段(和梗阻的类型),而且可以发现潜在的肝转移和异常的胆管解剖结构。内镜逆行胆胰管造影术(ERCP)不仅能用于检查、诊断,同时也是一种有效的治疗方法,对远端胆管癌伴梗阻性黄疸尤其有效。可以在一次检查中清楚地显示胆管解剖结构和梗阻节段,并获取胆汁行脱落细胞学检查,还可植入胆管支架缓解梗阻。

对可切除的可疑胆囊癌及胆管癌不强制进行组织病理诊断,但如果计划进行新辅助或姑息治疗,就需病理学诊断为依据。因为胆囊癌容易发生腹膜种植和转移,最好避免经皮穿刺活检。腔内超声检查对胆囊息肉和胆囊癌较为敏感,可以测量胆囊壁厚度并评估肝门周围淋巴结情况,同时可采用腔内超声引导活检,避免穿刺活检引起转移和播散。

肿瘤标记物 CA 19-9 的基线水平可作为评估所有胆囊癌、胆管恶性肿瘤预后的指标,但需要注意的是,胆管梗阻、胆管炎也可引起 CA 19-9 升高。

PET 扫描在胆囊和胆管恶性肿瘤中的作用仅限于发现隐匿性转移灶[19]。

美国癌症联合委员会(AJCC)TNM 分期可用于胆囊癌(表 1.6)和胆管癌[12]。但肝内、肝门部和远端胆管癌有不同的分期方法。

表 1.6 胆囊癌 TNM 分期[12]

原发肿瘤(T)	
Tx	原发性肿瘤无法评估
T0	无原发肿瘤的证据
Tis	原位癌
T1	肿瘤侵犯固有层或肌层
T1a	肿瘤侵犯固有层
T1b	肿瘤侵犯肌层
T2	肿瘤侵犯周围结缔组织;未穿透浆膜和(或)未侵犯肝脏实质
T3	肿瘤穿透浆膜(脏腹膜)和(或)直接侵入肝脏和(或)一个邻近器官或结构,如胃、十二指肠、结肠、胰腺、大网膜或肝外胆管
T4	肿瘤侵犯门静脉主干或肝动脉,或侵犯两个或更多肝外器官、结构
区域淋巴结(N)	
Nx	无法评估区域淋巴结
N0	无区域淋巴结转移
N1	胆囊管、胆总管、肝动脉和(或)门静脉淋巴结转移
N2	主动脉周围、下腔静脉旁、肠系膜上动脉和(或)腹腔动脉淋巴结转移
远处转移(M)	
M0	无远处转移
M1	远处转移

1.4　胰腺癌

1.4.1　流行病学和病因学

从全球来看,胰腺癌在男性和女性癌症相关死因中分别位居第 8 位和第 9 位[1]。新西兰毛利人、夏威夷土著居民和非洲裔美国人的发病率较高[20]。男性多见,但 45 岁前发病少见。

胰腺癌的主要危险因素包括吸烟、慢性胰腺炎、糖尿病、体重指数偏高、缺乏体育锻炼、胰腺囊性病变、包括导管内乳头状黏液瘤(IPMN)在内的胰腺囊肿,以及胰腺癌家族史。胰腺癌也可能发生于遗传性家族综合征,如遗传相关乳腺癌和卵巢癌综合征、林奇综合征、遗传性胰腺炎、共济失调–毛细血管扩张综合征、利–弗劳梅尼综合征等。

1.4.2　临床表现

胰腺外分泌癌的临床表现取决于肿瘤在腺体内的位置。60%~70%的肿瘤好发于胰头,20%~25%的肿瘤好发于胰体尾部,其余肿瘤累及整个胰腺[21]。

壶腹周围肿瘤和胰头肿瘤通常表现为梗阻性黄疸症状, 即巩膜黄染、陶土样大便、脂肪泻和浓茶样小便。黄疸通常是进行性、无痛性的,伴有胆囊肿大。如为周期性黄疸消退,需警惕壶腹周围肿瘤。

疼痛是胰腺癌常见症状,多为上腹部疼痛并向后背放射,厌食和体重下降也很常见,有时会出现一过性糖尿病[22]。体格检查可发现腹部肿块、腹腔内积液、左侧锁骨上淋巴结(Virchow 结节)和脐周结节(玛丽·约瑟夫结节)肿大,这些体征通常提示疾病已处于晚期。

1.4.3　诊断和分期

胰腺三期增强 CT 扫描是诊断胰腺癌的金标准。与正常胰腺组织相比,胰腺恶性肿瘤 CT 表现为边界欠清晰的不规则低密度肿块。62%~77%的病例可出现胆管、胰管同时扩张(双管征),但不能据此确诊为胰头恶性肿瘤[23]。能否行切除手术,可在 CT 上评估肠系膜上动脉(SMA)、肠系膜上静脉(SMV)、门静脉、腹腔干和腹主动脉与肿瘤的关系。

ERCP 是一种有创操作,虽然死亡率低(0.2%),但操作后可能并发胰腺炎、胆管出血和胆管炎等。在怀疑有胆总管结石且需行胆管引流和支架置入术时可选用。

MRCP 可用于既往行胃大部切除术(Billroth Ⅱ)的患者,由慢性胰腺炎引起胆管梗阻的患者,以及由肿瘤引起的十二指肠梗阻患者。

对所有胰腺癌患者,需检测血清 CA 19-9 水平,因其可作为病情监测和预示复发的指标[24]。CA 19-9 水平也有助于发现隐匿性转移,预测 R0 切除的可能性,帮助决策是否进行分期腹腔镜手术,同时其与患者生存期限相关[25,26]。

通过 CT 扫描评估,如患者适合手术切除肿块,则不需要术前活检来确认恶性肿瘤。然而,对酗酒的年轻患者和其他有自身免疫性疾病史的患者,应与自身免疫性胰腺炎进行鉴别诊断。这种情况下,行超声内镜(EUS)检查有助于进一步明确胰腺肿块情况,还可在 EUS 引导下行穿刺活检。对需要进行新辅助治疗和不可切除病灶的患者,开始治疗前必须行组织病理学检查。

AJCC TNM 分期用于胰腺外分泌癌(表 1.7)[12]。

表 1.7　胰腺癌 TNM 分期[12]

原发肿瘤(T)	
Tx	原发性肿瘤无法评估
T0	无原发肿瘤的证据
Tis	原位癌
T1	肿瘤局限于胰腺,最大直径≤2cm
T2	肿瘤局限于胰腺,最大直径>2cm
T3	肿瘤延伸到胰腺以外但未累及腹腔动脉或肠系膜上动脉
T4	肿瘤累及腹腔轴或肠系膜上动脉(原发性不可切除肿瘤)
区域淋巴结(N)	
Nx	无法评估区域淋巴结
N0	无区域淋巴结转移
N1	区域淋巴结转移
远处转移(M)	
M0	无远处转移
M1	远处转移

要点

- HCC 在男性和女性癌症相关死因中分别位居第 2 位和第 6 位。
- 近 80% 的 HCC 病例是由慢性乙型肝炎和(或)丙型肝炎感染引起的。
- CT 增强三期扫描或 MRI 是肝细胞癌诊断的首选。
- 肝细胞癌最常见的肝外转移部位是肺、腹部淋巴结和骨骼。
- 胆囊癌的发病率表现出广泛的地域差异,其中南美洲部分地区的发病率较高,印度、巴基斯坦、日本和韩国发病率最高。

- 原发性硬化性胆管炎和纤维多囊性肝病是胆管癌发生的高危因素。
- 超声检查通常是评估胆管系统疾病首选检查。
- MRCP 对胆管梗阻患者作用显著。
- 胰腺癌在全球男性和女性癌症相关死因中分别位居第 8 位和第 9 位。
- 胰腺增强 CT 三期扫描是胰腺癌诊断的金标准。

（高红强 译）

参考文献

1. Jemal A, Bray F, Centre MM, et al. Global cancer statistics. CA Cancer J Clin. 2011;61:69.
2. Perz JF, Armstrong GL, Farrington LA, et al. The contributions of hepatitis B virus and hepatitis C virus infections to cirrhosis and primary liver cancer worldwide. J Heptol. 2006;45:529.
3. Beasley RP, Hwang LY, Lin CC, Chien CS. Hepatocellular carcinoma and hepatitis B virus. A prospective study of 22707 men in Taiwan. Lancet. 1981;2:1129.
4. Colombo M, deFranchis R, Del Ninni E, et al. Hepatocellular carcinoma in Italian patients with cirrhosis. N Engl J Med. 1991;325:675.
5. Kew MC, Dos Santos HA, Sherlock S. Diagnosis of primary cancer of the liver. Br Med J. 1971;4:408.
6. Schwartz JM, Larson AM, Gold PJ, et al. Hepatocellular carcinoma: A one year experience at a tertiary referral center in the United States (abstract). Heptatology. 1999;278A:30.
7. A new prognostic system for hepatocellular carcinoma: a retrospective study of 435 patients: the Cancer of the Liver Italian Program (CLIP) investigators. Hepatology 1998;28:751.
8. Bruix J, Sherman M. American Association for the Study of Liver Diseases. Management of hepatocellular carcinoma an update. Hepatology. 2011;53:1020.
9. Sterling RK, Wright EC, Morgan TR, et al. Frequency of elevated hepatocellular carcinoma (HCC) biomarkers in patients with advanced hepatitis C. Am J Gastroenterol. 2012;107:64.
10. Serum WJT. alpha-fetoprotein and its lectin reactivity in liver diseases: a review. Ann Clin Lab Sci. 1990;20:98.
11. Ioannou GN, Perkins JD, Carithers RL Jr. Liver transplantation for hepatocellular carcinoma: impact of the MELD allocation system and predictors of survival. Gastroenterology 2008;134:1342.
12. American Joint Committee on Cancer Staging Manual. 7th, Edge SB, Byrd DR, Compton CC, et al (Eds). New York: Springer; 2010.
13. Randi G, Franceschi S, La Vecchia C. Gall bladder cancer worldwide: geographical distribution and risk factors. Int J Cancer. 2006;118:1591.
14. Carriaga MT, Henson DE. Liver, gallbladder, extrahepatic bile duct, and pancreas. Cancer. 1995;75:171.
15. Bismuth H, Nakache R, Diamond T. Management strategies in resection for hilar cholangiocarcinoma. Ann Surg. 1992;215:31.
16. Lee SS, Kim MH, Lee SK, et al. Clinicopathologic review of 58 patients with biliary papillomatosis. Cancer. 2004;100:783.
17. Saha SK, Zhu AX, Fuchs CS, Brooks GA. Forty-year trends in cholangiocarcinoma incidence in the U.S.: intrahepatic disease on the rise. Oncologist. 2016;21:594.
18. Kubota K, Bandai Y, Noie T, et al. How should polyploidy lesions of the gall bladder be treated in the era of laparoscopic cholecystectomy? Surgery. 1995;117:481.
19. Petrowsky H, Wildbrett P, Husarik DB, et al. Impact of integrated positron emission tomography and computed tomography on staging and management of gall bladder cancer and cholan-

giocarcinoma. J Hepatol. 2006;45:43.
20. Boyle P, Hseih CC, Maisonneuve P, et al. Epidemiology oc pancreas cancer (1988). Int J Pancreatol. 1989;5:327.
21. Modolell I, Guarner L, Malagelada JR. Vagaries of clinical presentation of pancreatic and biliary tract cancer. Ann Oncol. 1999;10(Suppl 4):82.
22. Aggarwal G, Kamada P, Chari ST. Prevalence of diabetes mellitus in pancreatic cancer compared to common cancers. Pancreas. 2013;42:198.
23. Nino-Murcia M, Jeffrey RB Jr, Beaulieu CF, et al. Multidetector CT of the pancreas and bile duct system: value of curved planar reformations. AJR Am J Roentgenol 2001;176:689.
24. Humphris JL, Chang DK, Johns AL, et al. The prognostic and predictive value of serum Ca 19.9 in pancreatic cancer. Ann Oncol. 2012;23:1713.
25. Karachristos A, Scarmeas N, Hoffman JP. CA 19-9 level predict results of staging laparoscopy in pancreatic cancer. J Gastroinest Surg. 2005;9:1286.
26. Fujioka S, Misawa T, Okamoto T, et al. preoperative serum carcinoembryonic antigen and carbohydrate antigen 19-9 level for the evaluation of curability and resectability in patients with pancreatic adenocarcinoma. J Hepatobiliary Pancreat Surg. 2007;14:539.

第2章
肝胆胰恶性肿瘤的病理学

Kedar Deodhar

本章纲要

2.1 引言

胃肠道(GI)肿瘤的发病率存在较大的地域性差异。这些差异由诸多因素所致,包括生活方式、基因和感染。在全球范围内,结直肠癌、胃癌和肝癌分别位居男性常见恶性肿瘤的第3位、第4位和第5位,而结直肠癌是女性第2常见的恶性肿瘤[1]。

2.2 胆囊癌

胆囊癌在拉丁美洲和亚洲的一些国家比较常见,在许多欧洲国家和美国并不常见。新德里(印度)的女性发病率最高(约为21/100 000),其次是卡拉奇南部(巴基斯坦)和基多(厄瓜多尔)[2]。

胆囊癌的致病危险因素尚未完全明确。然而,80%以上胆囊癌患者伴有胆囊结石病史,两者之间具有一定因果关系[3]。

腺瘤是最常见的良性肿瘤,但胆囊腺瘤并不常见,胆囊腺瘤好发于成年女性,直径为0.5~2cm,常表现为带蒂或者无蒂。其通常是偶然发现的,或在检查胆囊结石或诊断非结石性慢性胆囊炎时被发现。胆囊腺瘤是良性病变,可通过胆囊切除术治愈。

胆囊腺癌的主要病因是胆囊内不典型增生结节进展为恶性肿瘤。胆囊组织化生

（胃型、幽门型和肠型）通常不被认为是癌前病变。胆囊癌患者常可发现 TP53 基因突变，而 P53 的免疫组化（IHC）过表达与点突变位点密切相关。

胆囊癌通常表现为局部胆囊壁增厚而非弥漫性增厚。胆囊癌大多发生于胆囊体部或胆囊底部（90%），约 10% 的胆囊癌发生于胆囊颈部。

腺癌癌前病变可分为胆管上皮内瘤变（低级别 Bil IN 1、Bil IN 2）和胆管组织中高级别肿瘤（Bil IN 3）[4,5]。

胆囊癌最常见的组织学类型是腺癌，占胆囊癌的 75%~85%（图 2.1）。胆囊腺癌通常会出现乳头状、管腔样以及各种细胞排列结构，如肠型、黏液细胞型、透明细胞型。胆囊上皮细胞鳞状分化很常见，而且可化生为肠道组织。

鳞状细胞癌、小细胞神经内分泌癌和未分化癌是一些不常见的恶性肿瘤类型，每种类型癌症发病率约为 3%[4,6]。组织学上，胆囊腺癌的鳞状分化常见。因此，原发性胆囊鳞状细胞癌的诊断需要依靠大范围病理取样，还需要排除腺体结构和其他可能的继发性肿瘤。

未分化癌缺乏腺体形成，可有梭形细胞、巨细胞和多形性细胞。其是极具侵袭性的肿瘤，极易发生转移。

这类患者的预后取决于疾病的分期。

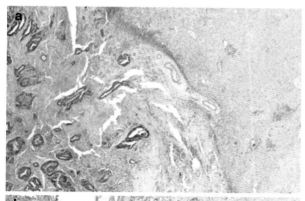

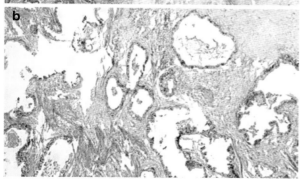

图 2.1 胆囊中分化腺癌。(a)肿瘤侵犯胆囊外膜，邻近肝实质（低倍镜）。(b)高倍镜下腺癌。

胆囊的非肿瘤性病变包括炎性息肉、腺肌瘤和胆固醇息肉。

男性肝癌发病率高于女性。肝癌是全球男性癌症相关死亡的第 2 大病因[1]。

肝癌在东亚、东南亚以及非洲北部和西部发病率最高。大多数原发性肝癌（70%~90%）为肝细胞癌（HCC）（图 2.2）。慢性肝炎和肝硬化仍然是肝细胞癌发生的最重要的危险因素，其中病毒性肝炎和酗酒是全球范围内的主要危险因素[7]。肝细胞癌组织学类型包括：透明细胞型、腺瘤样型、小细胞型等。纤维板层型肝癌是一种特殊的类型，常见于年轻人和正常肝脏组织中，然而至今并未明确这种类型肝癌的致病危险因素。

其他类型的肝癌还包括胆管细胞癌、肝母细胞瘤（年轻患者）和血管肉瘤。

胆管细胞癌（CC）具有与胆囊腺癌和胰腺腺癌相似的组织学和免疫组化特征。因此，通过穿刺活检鉴别胆管细胞癌和肝细胞癌较为困难。肝细胞癌中肝细胞抗原（Hep-1）和磷脂酰肌醇蛋白聚糖-3（GPC-3）通常呈免疫阳性，而在胆管细胞癌中CK7、CK20 和 CK19 呈阳性，Hep-1 和 GPC-3 呈阴性。通常，病理医生会结合患者辅助检查结果做出诊断，例如，肿瘤标记物（与 CA 19-9、CEA 升高的程度相比，AFP 升高的水平）和增强 CT 扫描肝癌动脉期强化。混合型肝癌（CHC）是公认的肝脏实体肿瘤，占原发性肝癌的 0.4%~14.2%。其具有肝细胞癌和胆管细胞癌共同的组织学特征[8]。

肝母细胞瘤是儿童最常见的恶性肝肿瘤，约占所有儿童癌症的 1%。近 90% 的病例发病年龄为 6 个月至 5 岁。肝母细胞瘤典型表现为单发的巨大肿块，且几乎所有患者均表现为 AFP 水平显著升高[4]。组织学类型分为上皮型、上皮和间充质混合型，可显示软骨或类骨质结构，为影像学诊断提供依据。髓外造血常见于这些肿瘤。

肝细胞腺瘤多见于育龄期的年轻女性，男性少见，通常是单发。长期服用口服避孕药和使用合成代谢类固醇是引发肝细胞腺瘤的危险因素。其他危险因素包括糖尿

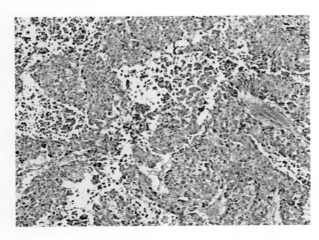

图 2.2　肝细胞癌。组织学显示肝样肿瘤呈片状外观并有坏死灶。未见门静脉三角区。

病、Ⅰ型和Ⅳ型糖原累积病、酪氨酸血症和半乳糖血症[4]。肝腺瘤显示少量异型性肝细胞增生，但缺乏门静脉系统。肝腺瘤通常表现为网织状结构。免疫组化对其诊断作用有限。

胆管腺瘤是一种局部胆管良性增生。胆管腺瘤位于肝包膜下，直径<2cm，通常为单发；常通过冷冻切片检查来排除转移性腺癌。尽管诊断较为困难，但是圆形轮廓和异型性缺乏可以提示胆管腺瘤。

2.3　胰腺癌

尽管近年来治疗和研究水平不断提高，但胰腺癌仍是死亡率最高的实体恶性肿瘤之一。其 5 年生存率<5%[9]。

胰腺癌的发病率和死亡率在美国、欧洲、澳大利亚和日本较高，而在印度、非洲和中东的部分地区较低。在印度，经年龄校正后的发病率为 1.1/100 000[10]。超过 95%的胰腺癌起源于胰腺外分泌腺体，而约 5%起源于胰腺内分泌腺。大部分胰腺癌为导管型腺癌（图 2.3）。

胰腺癌细胞、肿瘤干细胞和肿瘤微环境是胰腺癌最重要的 3 个组成部分。胰腺癌干细胞（可占肿瘤细胞总数的 1%~5%）化学药物治疗（简称"化疗"）疗具有耐药性。此外，低血管化的胰腺间质在胰腺癌进展和侵袭中起着重要的作用。胰腺星状细胞（也称为肌成纤维细胞）是间质中的关键细胞元素[11]。

流行病学研究尚不能确定胰腺癌的病因。然而，吸烟者患胰腺癌的风险是不吸烟者的 2 倍[12]。

现已明确，胰腺常规导管癌中存在非侵袭性癌前病变组织，类似于大肠癌，其被

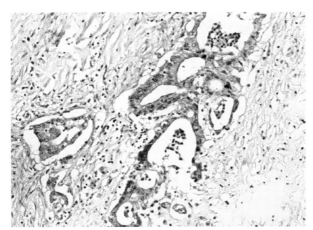

图 2.3　导管型腺癌。间质肿瘤腺体不规则，呈黏液状和纤维状反应。

称为胰腺上皮内瘤变(Pan In),已在切除标本和尸检研究中明确[13]。胰腺上皮内瘤变和侵袭性胰腺导管癌具有相同的基因突变。

胰腺上皮内瘤变是显微镜下<0.5cm 的病灶,起源于较小的导管。分为 Pan In 1、Pan In 2(低级别)和 Pan In 3(高级别)。其中假分层和核深染(3 级为最严重)表现为核密集程度的增加。

胰腺上皮内瘤变需要与导管内胰腺黏液性肿瘤(IPMN)进行鉴别。后者多为较大的块状病变,影像学检查可以诊断。

胰腺癌的变异型包括胶质癌(黏蛋白聚集,可见非典型黏液上皮细胞)。其几乎总是出现在肠道型 IPMN 的背景下,并通过肠道特异性转录因子(CDX–2)和肠黏蛋白杯状细胞型(MUC2)表现出明显的肠道分化。其预后明显优于常规导管腺癌[4]。

胰腺髓样癌是一种独特的胰腺癌亚型,其特点是分化差、合胞体状生长模式、边界受压和克罗恩病样淋巴反应。这些肿瘤大多数是微卫星不稳定性(MSI)高肿瘤。免疫组化可以在识别这一亚型中发挥作用,因为 MSI 高肿瘤有更好的预后,并能预测患者对 5–氟尿嘧啶(5–FU)化疗的不良反应。

其他胰腺癌类型为未分化癌和腺泡癌。

黏液性囊性肿瘤是一种由黏液上皮和卵巢型间质排列的囊性肿瘤。其好发于绝经前的女性(女性与男性的比例是 201:1),男性中较少见。好发于胰尾部,偶见于胰头部。上皮显示不典型增生程度增加。

胰腺实性假乳头状瘤(SPEN)是一种独特的肿瘤,见于年轻女性。这是一种生长缓慢的肿瘤,预后良好。通过手术可治愈(图 2.4)。

要点

胆囊癌

- 胆囊腺癌的总体发病机制被认为是由不典型增生结节进展到癌症的结果。
- 一般来说,胆囊癌通常是局部增厚而不是弥漫性增厚。其大多发生在胆囊体部和胆囊底部(90%),约 10%发生于胆囊颈部。
- 胆囊癌最常见的组织学类型是腺癌,占所有胆囊癌的 75%~85%。
- 鳞状细胞癌、小细胞神经内分泌癌和未分化癌是胆囊癌中不常见的类型。

肝癌

- 大多数原发性肝癌(70%~90%)为肝细胞癌(HCC)。肝癌明确的病理学类型包括:透明细胞型、腺瘤样型、小细胞型等。
- 纤维层状肝细胞癌是一种特殊的变异,见于年轻人,发生于正常的肝脏组织。
- 胆管癌(CC)与胆囊腺癌和胰腺癌具有相似的组织学和免疫组化特征。

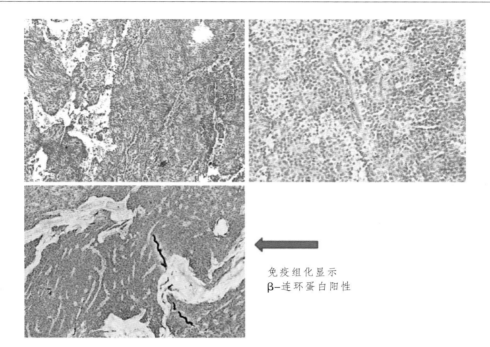

免疫组化显示
β−连环蛋白阳性

图 2.4　胰腺实性假乳头状瘤(SPEN)。组织学显示假乳头内排列有相对均匀的细胞。免疫组化显示β−连环蛋白阳性。

- 混合型肝癌(CHC)是公认的肝脏实体恶性肿瘤,占原发性肝癌的 0.4%~14.2%。

胰腺癌

- 大部分胰腺癌为导管型腺癌。

- 现在已经明确的是,胰腺常规导管癌中存在非侵袭性癌前病变组织,类似于大肠癌。

- 胰腺髓样癌的一种独特亚型。

- 黏液性囊性肿瘤是一种由黏液上皮和卵巢型间质排列的囊性肿瘤。

- 胰腺实性假乳头状瘤(SPEN)是一种独特的肿瘤,见于年轻女性。这是一种生长缓慢的肿瘤,预后良好。

（张林启 译）

参考文献

1. Torre LA, Bray F, Siegel RL, Farley J, Lortet-Tieulent J, Jemal A. Global cancer statistics, 2012. CA Cancer J Clin. 2015;65:87–108.
2. International Agency for Research on Cancer. World cancer report. Lyon: International Agency for Research on Cancer; 2008.
3. Mathur AV. Need for prophylactic cholecystectomy in silent gall stones in North India. Indian J Surg Oncol. 2014;6:251–5.
4. Farrell L, Kakar S. Tumors of the liver, biliary tree and gall bladder. In: Fletcher CDM , editor. Diagnostic histopathology of tumours, vol. 1. 4th ed. Philadelphia: Elsevier Saunders; 2013.
5. Kloppel G, Adsay V, Konukiewitz B, Kleeff J, Schlitter AM, Esposito I. Precancerous lesions of the biliary tree. Best Pract Res Clin Gastroenterol. 2013;2:285–97.
6. Chandana M, Pant L, Garg M, Singh G, Singh S. Primary pure keratinising squamous carcinoma: a rare malignancy with aggressive behaviour. J Clin Diagn Res. 2016;10:CD21–2.
7. Balogh J, Victor D III, Asham E, Gordon S, Burroughs SG, Boktour M, et al. Hepatocellular carcinoma: a review. J Hepatocellular Carcinoma. 2016;3:41–53.
8. Wang AQ, Zheng YC, Du J, Zhu CP, Huang HC, Wang SS, et al. Combined hepatocellular cholangiocarcinoma: controversies to be addressed. World J Gastroenterol. 2016;22:4459–65.
9. Jemal A, Siegel R, Ward E, Murray T, Xu J, Smigal C et al. Cancer Statistics 2006. CA Cancer J Clin. 2006;56:106–30.
10. National Cancer Registry Programme. Three year report of population based Cancer registries 2006-2008: Incidence of distribution of Cancer. Bengaluru: Indian Council of Medical Research; 2010.
11. Rucki AA, Zheng L. Pancreatic cancer stroma: understanding biology leads to new therapeutic strategies. World J Gastroenterol. 2104;20:2237–46.
12. Iodice S, Gandini S, Maisonneuve P, Lowenfels AB. Tobacco and the risk of pancreatic cancer: a review and meta-analysis. Langenbecks Arch Surg. 2008;393:535–45.
13. Basturk O, Hong SM, Wood LD, Adsay NV, Albores-Saavedra J, Biankin AV, et al. A revised classification system and recommendations from the Baltimore Consensus Meeting for Neoplastic Precursor Lesions in the Pancreas. Am J Surg Pathol. 2015;39:1730–41.

第 3 章

肝胆胰恶性肿瘤的治疗

Ashwin deSouza

本章纲要

3.1 引言

对于肝胆和胰腺恶性肿瘤,外科手术起到了不可或缺的作用,且可能是完全治愈患者的唯一选择。化疗和放射治疗(简称"放疗")无论是在新辅助治疗还是术后辅助治疗中,都进一步巩固了外科手术的治疗效果,并在姑息治疗中发挥着重要的作用。本章介绍肝细胞癌(HCC)、胆囊癌、胆管癌以及胰腺癌的治疗原则。

3.2 HCC 的治疗

手术切除是治疗肝细胞癌的主要手段。然而,大多数的患者在就诊时由于肿瘤范围或潜在的肝功能异常而无法进行手术。

通过 Child-Pugh 评分评估肝功能状态是评估肝功能储备的基础(表 3.1)。

在 HCC 患者的管理中有多种治疗选择,如下所示。治疗策略的制订最好是经过多学科讨论,并根据患者个人特点制订出个体化治疗方案。

1.外科手术切除

最适合手术切除的患者是那些病变局限于肝脏、影像学评估无肝脏血管侵犯、肝功能储备良好(Child A 级)和无门静脉高压症的患者[1-3]。术前评估最好由多学科团队完成,以确保残余肝有足够的体积和功能。CT 容积法可准确估计残余肝体积。对于肝功能为临界值的患者,常采用吲哚菁绿清除率来评估肝功能。对于 Child-Pugh A 级肝硬化患者,如肿瘤较小(直径<5cm),则有限的肝切除可实现≥40%的长期总生存率[4]。

2.肝移植

原位肝移植术适用于单个病灶直径≤5cm、肿瘤数目≤3 个且病灶直径≤3cm、无大血管侵犯、无局部淋巴结或肝外远处转移的不适合手术切除的小肝癌患者。当符合这些标准时,若进行肝移植术,患者 4 年生存率可达到 75%。这些标准被称为米兰标准,已在世界范围内被广泛用于筛选进行肝移植的 HCC 患者[5]。

3.射频消融术

该技术使用高频无线电波消融肿瘤,最适合治疗远离肝门的深层小病灶(直径<3cm)。该方法可用于直径达 5cm 的肿瘤,局部复发率为 5%~20%。局部射频消融适用于无法进行手术的患者或作为肝移植术的过渡治疗。

表 3.1 肝功能状态——Child-Pugh 评分

参数	评分		
	1	2	3
腹水	无	轻度	中度
胆红素	<34μmol/L	34~50μmol/L	>50μmol/L
白蛋白	>35g/L	28~35g/L	<28g/L
凝血酶原时间(INR)	<4s(<1.7)	4~6s(1.7~2.3)	>6s(>2.3)
脑病	无	1~2 级	3~4 级

Child-Pugh 总分 5~6 分被认为是 Child-Pugh A 级(肝功能储备良好);7~9 分为 B 级(肝功能中等);10~15 分为 C 级(肝功能失代偿)。

INR,国际标准化比值。

4.经导管动脉化疗栓塞术(TACE)

TACE 适用于病灶为多灶性或病灶太大而无法经皮消融,肝功能尚存(Child-Pugh A 级或 B 级)且无肝外病灶,血管侵犯或门静脉血栓形成的不可切除肝细胞癌。仅在随机试验中[6,7],TACE 已被证明比支持治疗更具有生存优势。其也被用作肝移植的过渡治疗。

5.放疗栓塞

经导管动脉放疗栓塞术(TARE)使用的是钇 90(Y-90)树脂微球,其可以释放 β 射线,半衰期为 64.2 小时,最大肿瘤穿透距离为 10mm。这些微球的直径<60μm,因此,能够分流到肺部或腹部内脏。需要制订详细的预处理计划,包括肠系膜血管造影、剂量学计划和跨动脉大聚集白蛋白研究以寻找肺分流。在门静脉血栓形成的情况下,TARE 通常是首选,因其与较少的栓塞事件相关[8]。回顾性研究的数据也显示,其在移植前具有更好的降期趋势。

6.放射治疗和立体定向放射治疗

虽然 HCC 是一种放射敏感性肿瘤,但其位于对放射极为敏感的器官中。与传统放射疗法相比,三维适形放射治疗(3D-CRT)和立体定向放射治疗(SBRT)在向肿瘤传递更高剂量的同时对周围正常肝组织有更小的肝毒性。对于 HCC 患者进行放射治疗的适应证缺乏共识。然而,对于没有肝外疾病、肿瘤负荷有限且肝功能尚可(Child-Pugh A 级或早期 B 级)的患者,当考虑选用局部治疗时,3D-CRT 或 SBRT 是一个合适的选择。

7.全身化疗与靶向治疗

HCC 是一种相对化疗不敏感的肿瘤。尽管有数据表明,许多化学治疗剂具有一定的抗肿瘤活性,但在临床试验中使用此类药物抗肿瘤是可取的。索拉非尼是一种口服多激酶抑制剂,已在 HCC 治疗中显示出疗效,其在 2007 年获美国食品药品管理局(FDA)批准,用于治疗不可切除的 HCC。来自随机对比临床试验的数据[9,10]显示,索拉非尼可适度改善患者总生存期。目前,索拉非尼被推荐用于肝功能 Child A 级、不可切除的 HCC 和选定的肝功能 Child B 级患者。

3.3　胆囊癌和胆管癌的治疗

3.3.1　外科手术:胆囊癌

根治性切除手术是唯一可能治愈胆囊癌的方法[11]。对 0~Ⅱ期,即 Tis、T1、T2、N0 期患者进行根治性手术,有可能治愈。伴有主动脉周围、下腔静脉周围、肠系膜上动脉和(或)腹腔淋巴结受累(即 N2 期)的患者与存在远处转移的患者具有相似的预后，此类患者不具备根治性切除的条件(表 3.2)。

对于 T1a 期肿瘤，即肿瘤侵及固有层而不累及肌层，单纯胆囊切除术即可，治愈率可达 73%~100%[12,13]。对于腹腔镜胆囊切除术后被意外诊断为 T1a 期胆囊癌的患者，不需要进行二次手术，因其并不能改善预后[14]。

T1b 和 T2 期患者的淋巴结转移率分别为 15% 和 62%[15,16]。扩大或根治性胆囊切除术对这些患者有利，包括胆囊切除联合肝楔形切除术和门静脉周围淋巴结清扫术。胆囊管边缘的术中冰冻切片是必须的。当胆囊管切缘不是阴性或肝外胆管明显受累时，需要进行肝外胆管切除并进行肝管空肠吻合术。单纯胆囊切除术后病理意外诊断出 T1b/T2 期胆囊癌，需要扩大切除或行根治性胆囊切除术。

对于 Ⅲ 期和 Ⅳa 期，即侵及胃、十二指肠、结肠、胰腺和肝外胆管等邻近器官的胆囊癌，只有在特定情况下才可以进行手术治疗。在这种情况下，手术时需要对所侵及的器官进行大规模切除，最好在高手术容量的医疗中心针对全身状况较好的患者开展。回顾性研究表明，如果可以实现 R0 切除，则有利于提高这些患者的生存率[17,18]。然而，大多数 Ⅳa 期肿瘤已经累及肝动脉或门静脉，无法被切除。减瘤手术并不能改善晚期胆囊癌患者的预后；只有在可以实现 R0 切除的情况下，才进行手术探查。

3.3.2　外科手术：胆管癌

尽管根治性手术是有可能使胆管癌得到长期控制的唯一方法，但即使实现了 R0 切除，患者 5 年生存率也非常低，特别是对于淋巴结转移阳性患者。可切除率不仅取决于肿瘤位置，还取决于外科技术，因其专业性较高。据报道，远端胆管癌、肝内胆管细胞癌和肝门部胆管癌的可切除率分别为 91%、60% 和 56%[19]。

通过合适的肝切除术治疗肝内胆管细胞癌，通过胰十二指肠切除术治疗远端胆管癌。肝门部肿瘤的外科手术非常具有挑战性，即使在高手术容量的医疗中心，可切

表 3.2　胆囊癌——不宜手术准则

肝转移
腹膜转移
N2 淋巴结受累(腹腔淋巴结、胰周淋巴结、十二指肠周围淋巴结、肠系膜上淋巴结)
恶性腹水
肝十二指肠韧带广泛受累(肝静脉或门静脉分支受累)
远处转移

除率也低于 50%。单独切除肝外胆管会导致肝管汇合部或尾状叶分支胆管的高局部复发率。在肝切除术的基础上进行全尾状叶切除可以改善患者预后[20,21]。需根据肿瘤 Bismuth 分型选择合适的手术方式。对于 Bismuth Ⅰ型和Ⅱ型患者,可进行肝门部胆管肿瘤的切除(保证切缘距肿瘤 5~10mm)、区域淋巴结清扫和肝管空肠吻合术。肝叶切除术通常需要保证切缘与病变胆管有足够距离。对于 Bismuth Ⅲ型患者,通常需要进行额外的肝叶切除或三段切除术。Bismuth Ⅱ型和Ⅲ型肿瘤通常侵犯尾状叶,因此,大多数医疗中心推荐在这两种类型中切除尾状叶。先进的医疗中心可以为少数Ⅲ型和Ⅳ型肿瘤患者提供扩大切除术,包括门静脉和(或)多处肝组织切除[22]。

3.3.3　胆囊癌的辅助治疗

即使实现了 R0 切除,T3 和(或)淋巴结转移阳性胆囊癌患者的预后也较差,所以需要辅助化疗或放疗。支持胆囊癌辅助化疗明显获益的临床数据有限,因此,建议进行临床试验进行验证。

对于 T2 期以上、淋巴结阳性或 R1 切除的患者,推荐进行辅助化疗。通常推荐的辅助化疗方案为 6 个月的吉西他滨、5-FU 或者两者联合。基于 5-FU 的放化疗和全身化疗是另一种选择[23]。这种方案可能对切缘阳性切除的患者有益,推荐全身化疗后进行同步放化疗。

3.3.4　胆管癌的辅助治疗

支持胆管癌术后进行常规辅助治疗的证据较少,导致不同类型的患者有多种选择。

对于根治性切除(R0)的肝内胆管癌患者,术后无须特殊治疗,定期复查即可。对于切缘阳性的肝内胆管癌患者,可以选择辅助化疗、放化疗、再次手术切除(情况允许)和消融。对于切缘阴性和淋巴结阴性的肝外胆管癌患者,术后可以不进行特殊治疗,需定期复查。也有一些中心建议对这些患者进行辅助放化疗或全身化疗。切缘阳性的患者在全身化疗之后进行同步放化疗有可能从中获益。对淋巴结阳性的患者需要进行辅助化疗。可以观察到切缘阴性和淋巴结阴性的肝外胆管细胞癌,一些中心建议对这些患者进行辅助放化疗或全身化疗。切缘阳性的患者可能受益于辅助放化疗,然后是全身化疗,而淋巴结阳性患者需要辅助全身化疗。通常情况下,胆管癌的全身化疗以氟嘧啶或吉西他滨为基础。

3.3.5　不可切除的胆囊癌和胆管癌的治疗

除了少数例外情况,局部晚期和不可手术切除的胆囊癌和胆管癌的治疗基本上是姑息治疗。这些患者的治疗目标是缓解梗阻性黄疸、缓解疼痛和延长生命。通过经皮、经肝胆管引流,或内镜逆行鼻胆管引流/支架可有效缓解黄疸。对于体能状态良好的患者,也可以选择全身化疗、放化疗或两者相结合。这些患者发生转移的风险很高;因此,对于反应良好且无转移灶的患者,从全身化疗开始,然后进行同步放化疗的治疗方案可能是最合适的。姑息性化疗(基于吉西他滨/顺铂/5-FU)仍然是发生远处转移患者的唯一选择。

3.4 胰腺癌的治疗

只有 15%~20% 的胰腺癌患者在初次就诊时可以进行手术切除。胰腺癌手术治疗的关键是手术前评估肿瘤的可切除性,可将其分为可切除、交界可切除和不可切除 3 种类型。对于不同位置的胰腺癌,美国国立综合癌症网络(NCCN)指南给出了交界可切除和不可切除胰腺癌的诊断标准(表 3.3)。

手术方式的选择取决于肿瘤的位置。对于胰头和壶腹周围区域的肿瘤,需行胰十二指肠切除术。在可行的情况下,首选保留幽门的术式,因其可以在完整切除肿瘤的前提下更多地保证患者的功能[24]。保留幽门的胰十二指肠切除术需切除整个十二指

表 3.3　交界可切除和不可切除胰腺癌的定义——美国国立综合癌症网络(NCCN)

肿瘤位置	标准
不可切除胰腺癌	
胰头/钩突病变	肿瘤与 SMA/腹腔干包绕>180°
	实体瘤与 SMA/SMV 的第一空肠支受累
	受累的 SMV/门静脉无法重建
胰腺体尾部病变	肿瘤与 SMA/腹腔干受累远大于 180°
	受累的 SMV/门静脉无法重建
	主动脉受累
所有部位	远处转移
	手术切除范围以外的淋巴结转移
交界可切除胰腺癌	
头部或钩突肿瘤	实体瘤与 SMV/门静脉的包绕>180°,可重建肿瘤包绕 SMA<180°
	肿瘤浸润或包绕肝动脉,可以重建。实体瘤与变异解剖结构接触,如右肝副动脉
	实体瘤与 IVC 受累
体部或尾部肿瘤	肿瘤与 SMA 或腹腔干包绕<180°

SMA,肠系膜上动脉;SMV,肠系膜上静脉;IVC,下腔静脉。

肠(但需保留距离幽门 3~4cm 的组织)、胰头、钩突、近端空肠、胰周和肝十二指肠韧带区域淋巴结。可通过胰胃吻合术或胰空肠吻合术、胆肠吻合术和肠肠吻合术进行消化道重建。

对于梗阻性黄疸的患者,如果胆红素>340μmol/L 或伴有胆管炎的体征,则需要在手术之前接受 2 周以上的胆管引流。胆管引流的方式包括内镜下逆行经 ERCP 置入胆管支架以及经皮经肝胆管穿刺。术前胆管引流与术后并发症发生率增高有关[25],但可能对此类患者有益。

对胰腺体尾部肿瘤可行保留脾脏或不保留脾脏的远端胰腺切除术及次全胰腺切除术来治疗。对于累及整个胰腺的病变,只有很少一部分需要行全胰腺切除术来达到手术根治的目的。

新辅助治疗是交界可切除肿瘤的一线治疗。可以选择新辅助化疗(基于吉西他滨/5–FU)和(或)基于 5–FU 的放化疗。很大一部分交界可切除肿瘤患者在新辅助治疗后可以实现 R0 切除,这是令人备受鼓舞的[26,27]。

对于没有转移但不可切除的胰腺癌,可先采用化疗[吉西他滨/紫杉醇/FOLFIRINOX 方案(5–FU+亚叶酸钙+伊立替康+奥沙利铂)],随后进行以 5–FU 为基础的放化疗或进一步化疗以取得更好的疗效。

建议对胰腺恶性肿瘤切除术后的所有患者进行辅助化疗[28,29]。推荐对术后恢复良好的患者行 6 个月的吉西他滨伴或不伴卡培他滨的治疗。淋巴结阳性和(或)切缘阳性的患者可能需要在辅助化疗后接受额外的放化疗[29]。

要点

- 治疗策略的制订最好在结合患者基础的情况下通过多学科讨论得出。
- 在肝胆胰恶性肿瘤的治疗中,手术发挥着不可或缺的作用,根治性切除手术是唯一可能治愈这些恶性肿瘤的方法。
- 手术切除是治疗肝细胞癌的主要手段,然而,大多数的患者在就诊时就已不具备手术的条件。
- 肝细胞癌的射频消融最适合治疗远离肝门的深层小病灶(直径<3cm)。局部病灶的射频消融被推荐用于无法接受手术的患者或作为肝移植的过渡治疗。
- TACE 适用于病灶为多灶性或病灶太大而无法经皮消融、肝功能尚存 (Child–Pugh A 或 B 级)且无肝外病灶、血管侵犯或门静脉血栓形成的不可切除肝细胞癌。

- 推荐≥T2、淋巴结阳性和(或)切缘阳性的胆囊癌患者进行辅助化疗。
- 除少数例外情况,局部晚期和不可手术切除的胆囊癌和胆管癌的治疗主要是姑息治疗。
- 只有 15%~20% 的胰腺癌患者在初次就诊时可以进行手术切除。手术方式的选择取决于肿瘤的位置。保留幽门的胰十二指肠切除术是胰头及钩突可切除肿瘤的首选术式。
- 胰腺体尾部肿瘤可行保留脾脏或不保留脾脏的远端胰腺切除术及次全胰腺切除术来治疗。
- 建议对所有胰腺恶性肿瘤的患者行术后辅助化疗。

(濮永祝 译)

参考文献

1. Bruix J. Treatment of hepatocellular carcinoma. Hepatology. 1997;25:259.
2. Vauthey JN, Klimstra D, Franceschi D, et al. Factors affecting long-term outcome after hepatic resection for hepatocellular carcinoma. Am J Surg. 1995;169:28.
3. Bruix J, Castells A, Bosch J, et al. Surgical resection of hepatocellular carcinoma in cirrhotic patients: prognostic value of preoperative portal pressure. Gastroenterology. 1996;111:1018.
4. Roayaie S, Obeidat K, Sposito C, et al. Resection of hepatocellular cancer ≤2cm: results from two western centers. Hepatology. 2013;57:1426.
5. Mazzaferro V, Regalia E, Doci R, et al. Liver transplantation for the treatment of small hepatocellular carcinomas in patient with cirrhosis. N Engl J Med. 1996;334:693.
6. Lo CN, Ngan H, Tsa WK, et al. Randomized controlled trial of transarterial lipiodol chemoembolization for unresectable hepatocellular carcinoma. Hepatology. 2002;35:1164.
7. Llovet JM, Real MI, Montana X, et al. Arterial embolisation or chemoembolisation versus symptomatic treatment in patients with unresectable hepatocellular carcinoma: a randomized controlled trial. Lancet. 2002;359:1734.
8. Salem R, Lewandowski RJ, Mulcahy MF, et al. Radioembolisation for hepatocellular carcinoma using yttrium-90 microspheres: a comprehensive report of long-term outcomes. Gastroenterology. 2010;138:52.
9. Llovet JM, Ricci S, Mazzaferro V, et al. Sorafenib in advanced hepatocellular carcinoma. N Engl J Med. 2008;359:378–90.
10. Cheng AL, Kang YK, Chen Z, et al. Efficacy and safety of sorafenib in patients in the Asia-Pacific region with advanced hepatocellular carcinoma: a phase III randomised, double-blind, placebo-controlled trial. Lancet Oncol. 2009;10:25–34.
11. Jayaraman S, Jarnagin WR. Management of gall bladder cancer. Gastroenterol Clin North Am. 2010;39:331.
12. Shirai Y, Yoshida K, Tsukada K, et al. Early carcinoma of the gall bladder. Eur J Surg. 1992;158:545.
13. Wakai T, Shirai Y, Yokoyama N, et al. Early gall bladder carcinoma does not warrant radical resection. Br J Surg. 2001;88:675.
14. You DD, Lee HG, Paik Ky, et al. What is an adequate extent of resection for T1 gall bladder cancers? Ann Surg 2008;247:835.
15. Matsumoto Y, Fujii H, Aoyama H, et al. Surgical treatment of primary carcinoma of the gall bladder based on the histologic analysis of 48 surgical specimens. Am J Surg. 1992;163:239.
16. Shimada H, Endo I, Togo S, et al. The role of lymph node dissection in the treatment of gall

bladder carcinoma. Cancer. 1997;79:892.

17. Nimura Y, Hayakawa N, Kamiya J, et al. Hepatopancreatoduodenectomy for advanced carcinoma of the biliary tract. Hepatogastroenterology. 1991;38:170.

18. Nakamura S, Suzuki S, Konno H, et al. Outcome of extensive surgery for TNM stage IV carcinoma of the gall bladder. Hepatogastroenterology. 1999;46:2138.

19. Nakeeb A, Pitt HA, Sohn TA, et al. Cholangiocarcinoma. A spectrum of intrahepatic, perihilar and distal tumours. Ann Surg. 1996;224:463.

20. Lim JH, Choi GH, Choi SH, et al. Liver resection for Bismuth type I and type II hilar cholangiocarcinoma. World J Surg. 2013;37:829.

21. Tan JW, Hu BS, Chu YJ et al. one-stage resection for Bismuth type IV hilar cholangiocarcinoma with high hilar resection and parenchyma-preserving strategies: a cohort study. World J Surg 2013;37:614.

22. Hemming AW, Mekeel K, Khanna A, et al. Portal vein resection in management of hilar cholangiocarcinoma. J Am Coll Surg. 2011;212:604.

23. Ben-Josef E, Guthrie KA, El-Khoueiry AB, et al. SWOG S0890: a phase II intergroup trial of adjuvant capecitabine and gemcitabine followed by radiotherapy and concurrent capecitabine in extrahepatic cholangiocarcinoma and gall bladder carcinoma. J Clin Oncol. 2015;33:2617.

24. Diener MK, Knaebel HP, Heukaufer C, et al. A systematic review and meta-analysis of pylorus-preserving versus classical pancreaticoduodenectomy for surgical treatment of periampullary and pancreatic carcinoma. Ann Surg. 2007;245:187.

25. Van de Gaag NA, Rauws EA, van Eijck CH, et al. Preoperative biliary drainage for cancer of the head of pancreas. N Engl J Med. 2010;362:129.

26. Barugola G, Partelli S, Crippa S, et al. Outcomes after resection of locally advanced or borderline resectable pancreatic cancer after neoadjuvant therapy. Am J Surg. 2012;203:132.

27. McClaine RJ, lowry AM, Sussman JJ, et al. Neoadjuvant therapy may lead to successful surgical resection and improved survival in patients with borderline resectable pancreatic cancer. HPB (Oxford) 2010;12:73.

28. Seufferlein T, Bachet JB, Van Cutsem E, et al. Pancreatic adenocarcinoma: ESMO-ESDO clinical practice guidelines for diagnosis, treatment and follow-up. Ann Oncol. 2012;23(Suppl 7):vii33.

29. Khorana AA, Mangu PB, Berlin J, et al. Potentially curable pancreatic cancer: American society of clinical oncology clinical practice guidelines. J Clin Oncol. 2016;34:2541.

第 **4** 章

肝胆胰恶性肿瘤的影像学表现

Suyash Kulkarni, Kunal Gala, Nitin Shetty, Ashwin Polnaya

本章纲要

　　肝脏恶性肿瘤分为乏血供病变和富血供病变。乏血供病变包括结肠、肺、胃、前列腺癌和移行细胞癌的转移病变[1,2]，以及胆管癌。富血供病变包括乳腺、黑色素瘤、肾、甲状腺和神经内分泌肿瘤的转移病变[2,3]，以及肝细胞癌（HCC）。

　　HCC 是全球第五大常见恶性肿瘤，也是最常见的肝脏恶性肿瘤。HCC 的危险因素包括乙型和丙型肝炎病毒感染、酒精性肝硬化、脂肪性肝炎和血色素沉着症引起的肝硬化。临床表现缺乏非特异性，但可出现右上腹疼痛、肝大、腹水和体重减轻。HCC 患者甲胎蛋白（AFP）会升高，因此，AFP 是初步诊断 HCC 和监测疗效的指标[4]，但约 1/3 的患者不会出现 AFP 升高[5]。

　　随着影像学的进步，可以提供明确的诊断；然而对于非典型或模棱两可的病例，需要进行活检[6-8]。

　　当患者出现右上腹疼痛时，超声是首选检查方法。超声显示肝脏回声增粗，肝缘不规则呈锯齿状，肝右叶缩小，左叶外侧段及尾状叶增大，腹水，脾大且静脉曲张。当 HCC 直径<5cm 时，可呈有包膜的低回声病灶[9]。彩色多普勒可显示高速血流信号和门静脉血栓形成[10]（图 4.1）。

　　CT 和 MRI 扫描的典型增强模式是动脉期快速强化、门静脉期强化下降，以及由于纤维成分而延迟增强的包膜[11]。动脉–门静脉分流也是特征之一[12]。HCC 可破裂

28

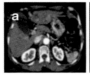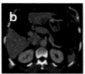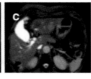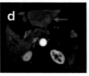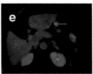

图 4.1 HCC(红色箭头所示):(a,b)增强 CT 显示左外叶上段(S3)动脉期明显强化病变(a),并在门静脉期强化下降(b)。(c~e)MRI 显示,T2WI 高信号病变(c)在动脉期(d)快速强化并在门静脉期(e)下降。这是肝细胞癌的典型影像表现。

引起自发性出血。MRI 扫描,病灶 T1WI 呈低信号,但由于其含脂肪、蛋白质或血液,也可呈高信号;T2WI 呈高信号。直径<2cm 的小肝细胞癌具有典型特征,而大肝细胞癌因为出血、坏死而缺乏典型的强化方式。HCC 会引起门静脉癌栓,影像学表现为门静脉扩张、动脉强化和新生血管。HCC 可以有钙化、脂肪变、出血和坏死,可以单发、多发或弥漫性分布[13]。

纤维板层样肝细胞癌发生在无潜在肝病的年轻患者中。影像学表现为边界清楚的大分叶状肿瘤,伴有中央瘢痕、钙化和不均匀强化[14,15]。在 MRI 上,病灶 T1WI 呈不均匀低信号,T2WI 呈高信号[15]。瘢痕 T2WI 呈低信号,增强后呈延迟强化。

肝脏影像报告和数据管理系统(LI-RADS)——由美国放射学院研发,目的是使用统一术语来标准化影像报告,减少图像解读的差异和错误,改善与临床的交流与解析,便于结果监测、疗效评估、质量保证和研究[16]。

活检适用于直径>1cm 且影像学缺乏特征性表现的结节[17-19]。

巴塞罗那临床肝癌(BCLC)分期被广泛应用于肝细胞癌,可提供准确治疗方案和预测患者预后。

BCLC 分期结合了生存预测因子和治疗选择,被广泛应用于肝细胞癌。肝细胞癌 BCLC 分期中 B 期患者,即 1 个病灶直径≥3cm,或>3 个病灶不论大小,最好的选择是 TACE[20]。

其他肝脏肿瘤影像表现见表 4.1。

用于肝脏的 MRI 对比剂有以下几种类型:

1.细胞外间隙非特异性分布对比剂。

2.细胞内分布对比剂。

3.血池分布对比剂。

4.肝细胞特异性对比剂。

5.双功能对比剂。

表 4.1　部分肝脏肿瘤影像表现

肝脏肿瘤	影像表现
转移性肝癌	在影像学上,可单发或多发,富血供且边界清楚的肿瘤可来源于肾细胞癌、类癌肿瘤、恶性肾上腺肿瘤、甲状腺癌、胰岛细胞肿瘤、神经内分泌肿瘤、肉瘤和黑色素瘤。钙化可来源于黏液性结肠癌和胃癌、乳腺癌、肾癌、类癌和肺癌。在 MRI 上,T1WI 呈低信号,T2WI 呈高信号,出血性病变 T1WI 也可呈高信号(图 4.2)
胆管囊腺癌	在 CT 上有明确的肝内囊性肿块,增强时壁、分隔、壁结节或软组织乳头状结节强化。在 MRI 上,T1WI 和 T2WI 无明确的信号强度,但增强时强化类似于 CT 增强
血管内皮瘤	好发于中年女性。病变多发,可融合形成肿块,包膜回缩;肿瘤边缘强化。在 MRI 上,T1WI 呈低信号,T2WI 呈均匀或不均匀高信号,边缘强化
血管肉瘤	可呈结节状和不规则状强化病变,内部可有出血。在 MRI 上,较大肿块因出血,故 T1WI 上可呈低或高信号,T2WI 上呈不均匀高信号,增强后呈不均匀渐进性强化

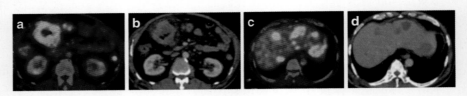

图 4.2　转移性肝癌:患者,男,60 岁,腹痛、轻度便秘 3 个月。超声示多发低回声病灶。PET/CT 显示结肠肝曲(a)FDG 摄取明显升高,其相应的增强 CT 显示肠壁不均匀增厚并强化(b)。高 FDG 摄取的病变(c),在增强 CT 上无强化(d)。结肠镜检查活检病理显示腺癌。

　　细胞外间隙非特异性分布对比剂——依赖于钆,钆具有 7 个不成对电子,具有高度顺磁性,导致相邻水质子的 T1 和 T2 弛豫时间缩短,引起 T1WI 呈高信号、T2WI 呈低信号[21,22]。可用于病变的检测、表征和肝脏血管解剖。

　　细胞内分布对比剂——超顺磁性铁氧化物,如非诺卡泊琼是目前常用的血管内对比剂。其被全身巨噬细胞吞噬,被库普弗细胞包裹[23]。由于其具有超顺磁性,因此,可引起 T2 和 T2* 缩短,造成信号减低[24]。肝脏肿瘤由于缺乏库普弗细胞,不摄取顺磁性铁氧化物颗粒,所以肿瘤会呈现高信号,而正常肝组织因摄取顺磁性铁氧化物而呈低信号[25]。

　　肝细胞特异性对比剂——顺磁性剂,具有 5 个不成对电子,能被肝细胞摄取并经胆汁排泄[26]。其缩短了水质子的 T1 和 T2 弛豫时间。由于这些药物被肝细胞(例如,肝细胞癌、局灶性结节增生、肝腺瘤)摄取,并监测肝脏的转移和胆管系统的功能,因此,被用于肝细胞性和非肝细胞性肿块的表征。

双功能对比剂——钆贝葡胺具有胞外、肝胆和血池剂的性质。用于表征肝细胞癌、局灶性结节性增生及非肝细胞性病变、腺瘤、转移和血管瘤[26]。

胆管癌是胆管系统第二常见的恶性肿瘤。根据其解剖部位,分为肝内、肝门或肝外胆管细胞癌[27]。

肝内胆管细胞癌是一种起源于肝内胆管上皮的腺癌。诱因有原发性硬化性胆管炎、华支睾吸虫感染、二氧化钍暴露和先天性胆管异常。根据肿瘤位置,可分为外周型和肝门型。临床表现取决于肿块的位置:外周型在晚期才引起疼痛,因此,导致诊断较晚;肝门型早期引起无痛性黄疸。在 CT 上,病灶为低密度肿块,动脉期不完全强化,门静脉期变为等密度或低密度。由于常合并肝纤维化,因此,可见包膜回缩。周围肝内导管可见扩张和壁增厚[28]。在 MRI 上,T1WI 呈低信号,T2WI 呈高信号。中央区可能因纤维化、黏蛋白或水肿而呈低或高信号。增强时表现为轻度至中度增强,延迟期的对比剂逐渐向中心填充[29]。超声内部回声多不均匀(图 4.3)。

外周型胆管细胞癌是发生于左右肝总管至胆囊管开口以上胆总管的原发性胆管肿瘤,又称 Klatskin 瘤[30]。在 CT/MRI 上表现为局灶性壁增厚伴管腔闭塞和周围导管扩张,管周增厚伴肿块,肝局灶性萎缩,血管包裹,淋巴结受累及远处转移。

中下段胆管细胞癌起源于肝外胆管开口处与 Vater 壶腹之间。在轴位图像上,肿瘤表现为软组织密度,增强时延迟强化,胆管壁截断和浸润性增厚。

4.1 胆囊癌

胆囊癌是胆管系统最常见的恶性肿瘤。多数患者因症状不典型,确诊时即为晚期。诱因包括胆石症、瓷胆囊、胆总管囊肿、先天性胆管囊状扩张、胆胰管汇合异常、低位胆囊管汇入及原发性硬化性胆管炎等。临床症状包括腹痛、发热、体重下降

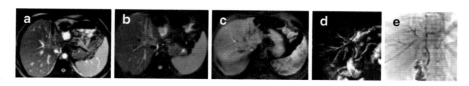

图 4.3　胆管癌:患者,男,58 岁,腹部疼痛,2 个月后出现进行性无痛性黄疸。增强 CT 显示左肝管内肿块伴门静脉周围淋巴结。腹部 MRI(a~c,红色箭头所示),MRCP(d)显示左肝管内信号均匀的肿块延伸至肝总管内,表现为延迟进行性强化,肝左叶萎缩,两叶轻度 IHBR 扩张,这些特点是 s/o 胆管癌。MRCP(d)显示左肝管、左右肝管汇合部狭窄(蓝色箭头所示),后导管系统出现 s/o IV 型梗阻。胆管造影(e)显示多个节段出现 s/o IV 型胆管梗阻(蓝色箭头所示)。

和黄疸[31]。

胆囊癌有 3 种类型：

1.阻塞型。

2.局灶性或弥漫性壁厚型。

3.腔内息肉样肿块型[32]。

影像学表现：

1.阻塞型：超声表现为胆囊内不均匀低回声肿块，部分或完全充填。CT 表现为不均匀强化的肿块。胆囊腔内可能存在肿块内钙化或结石[33]。在 MRI 上，T1WI 呈低信号，T2WI 呈中-高信号，强化方式与 CT 增强一致。CT 有助于显示结肠肝曲受累。原发肿瘤可沿胆管及胆管系统浸润。

2.局灶性或弥漫性壁厚型：在轴位上表现为囊壁不对称、不规则或广泛增厚，呈不均匀强化。需与急慢性胆囊炎、黄色肉芽肿性胆囊炎、腺肌瘤病鉴别。

3.腔内息肉样肿块型：直径>1cm 的肿块，超声检查时不随体位改变而移动。

CT 扫描用于术前分期，MRCP 用于检查胆管受侵情况。

4.2 胰腺癌

胰腺癌是胰腺最常见的恶性肿瘤。

该肿瘤好发于胰头（60%~70%），胰体次之（10%~20%），胰尾最少（5%~10%）。临床表现为腹部疼痛、体重减轻和黄疸。

超声表现为不均质低回声肿块，间接征象包括胰管扩张、胆总管扩张或两者同时扩张（双管征）。CT 表现为低强化肿块；胰头肿瘤引起胆总管和主胰管扩张，而胰腺体部肿瘤则引起上游主胰管扩张。轴位成像还显示血管侵犯、血栓形成和侧支血管[34]。在 MRI 上，因有锯齿状纤维化成分限制性扩散，故 T1WI、T2WI 均呈低信号。转移灶多见于肝脏和腹膜（图 4.4）。

内镜超声是一种新型的检查方法，其类似于超声表现。

胰腺癌 FDG-PET 表现为高代谢灶。FDG-PET 的敏感性和特异性（96%、78%）优于 CT（91%、56%）、经腹超声（91%、50%）和内镜超声（96%、67%）[35]。

胰腺癌手术 NCCN 指南见表 4.2。

胰腺神经内分泌肿瘤为均匀强化的实体瘤，肿瘤较大时可伴有囊性坏死和钙化[37]。病灶在 MRI 上，T1WI 呈低信号，T2WI 呈等-高信号。转移到淋巴结和肝脏的肿瘤的强化方式与原发灶一致，部分胰腺肿瘤影像表现见表 4.3。

胰腺肿瘤还包括实性假乳头状瘤、囊性胰腺肿瘤、胰腺淋巴瘤和转移瘤。

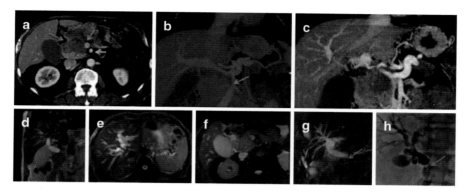

图 4.4　胰腺癌：患者，男，70 岁，无痛性黄疸，体重下降。(a~c)增强 CT 显示胰头部肿块(a,红色箭头所示)，肠系膜上静脉(a 和 b,蓝色箭头所示)，肠系膜上动脉(a,绿色箭头所示)，无双管征及多个门周淋巴结。(d~f)MRI 腹部、(g)MRCP 显示胰头部肿块(f,红色箭头所示)，T2W 呈高信号，增强后呈不均匀强化。MRCP 显示狭窄(g,紫色箭头所示)累及远端胆总管出现 s/o Ⅰ 型梗阻。胆管造影显示类似的胆总管堵塞(h,紫色箭头所示)。

表 4.2　胰腺癌手术 NCCN 指南

可切除胰腺癌

- 无远处转移
- 无肠系膜上静脉(SMV)/门静脉(PV)受累、扭曲、癌栓、静脉包裹
- 肿瘤与腹腔干(CA)、肠系膜上动脉(SMA)、肝动脉周围均有清晰脂肪线

交界可切除胰腺癌

- 无远处转移
- SMV 或门静脉受累,伴或不伴血管腔阻塞或狭窄
- 静脉受累部分很短,可以重建
- 胃十二指肠动脉部分包绕或直接侵犯肝动脉,但不能延伸至腹腔干
- 肿瘤围绕 SMA≤180°

不可切除胰腺癌

胰头部

- 远处转移
- 肿瘤包绕 SMA>180°,腹腔干受累
- 无法重建的 SMV 或门静脉闭塞
- 主动脉侵犯或包绕

胰体部

- 远处转移
- 肿瘤包绕 SMA/CA>180°

(待续)

表 4.2(续)

- 无法重建的 SMV 或门静脉闭塞
- 主动脉侵犯或包绕

胰尾

- 远处转移
- 肿瘤包绕 SMA/CA>180°

淋巴结转移

- 转移至切除范围以外的淋巴结[36]

表 4.3　部分胰腺肿瘤影像表现

胰腺肿瘤	影像表现
浆液性囊腺瘤	好发年龄为 70 岁左右,女性多于男性,多无症状。CT 上呈多囊性(>6 个),有分隔,呈分叶状囊实性病变(<2cm),特征性表现是中央可能含有钙化的星状瘢痕[38]。在 MRI 上,T2WI 表现为中央有低信号间隔的高信号囊肿
黏液性囊性肿瘤	好发年龄为 50~60 岁,女性多于男性;胰体及胰尾部好发。单发或多发囊性肿块,直径>5cm。CT 上可见少而大的囊肿,囊壁可能不规则,含有结节状或分隔,15%有壁钙化[39]
导管内乳头状黏液性肿瘤	好发年龄为 70 岁左右,分为主胰管型、分支胰管型和混合型。CT 上可见主胰管弥漫性或节段性扩张。在 MRI 上,弥漫性或节段性扩张的主胰管 T1WI 呈低信号,T2WI 呈高信号。如果壁结节、局灶实性病变及管壁强化,主胰管内径达 18mm[40]可能提示主胰管型 IPMN 恶变。分支胰管型 IPMN 恶变的特征有附壁结节、实性成分强化及<3cm
胰腺神经内分泌肿瘤	分为功能性(分泌)和非功能性(非分泌)。较小肿瘤呈实性和均匀性,较大肿瘤见不均匀囊性坏死和钙化。在 MRI 上,T1WI 呈低信号,T2WI 呈中-高信号,增强时明显强化[37]

要点

- 肝脏恶性肿瘤简要分为乏血供病变和富血供病变。
- 典型的肝细胞癌在影像上表现为动脉期快速明显强化,门静脉期强化下降,包膜因含纤维成分呈延迟强化。在 MRI 上,T2WI 呈高信号。
- 肝脏影像报告和数据管理系统 (LI-RADS)——由美国放射学院研发,目的是使用统一术语来标准化影像报告,减少图像解读的差异和错误,改善与临床的交流与解析,便于结果监测、疗效评估、质量保证和研究。

- 肝内胆管细胞癌——低密度肿块伴包膜回缩,肝内胆管扩张及壁增厚,轻中度强化,延迟强化。
- 胆囊癌有阻塞型、局灶性或弥漫性壁厚型及腔内息肉样肿块型 3 种类型。
- 胰腺癌轴位成像呈低增强肿块,胰头肿瘤伴胆总管和主胰管扩张(双管征)。

(冯成涛 译)

参考文献

1. Nino-Murcia M, Olcott EW, Jeffrey RB Jr, et al. Focal liver lesions: pattern-based classification scheme for enhancement at arterial phase CT. Radiology. 2000;215:746–51.
2. Danet IM, Semelka RC, Leonardou P, et al. Spectrum of MRI appearances of untreated metastases of the liver. AJR Am J Roentgenol. 2003;181:809–17.
3. Quillin SP, Atilla S, Brown JJ, et al. Characterization of focal hepatic masses by dynamic contrast enhanced MR imaging: findings in 311 lesions. Magn Reson Imaging. 1997;15:275–85.
4. Johnson PJ. The role of serum alpha-fetoprotein estimation in the diagnosis and management of hepatocellular carcinoma. Clin Liver Dis. 2001;5:145–59.
5. Schwarz RE, Smith DD. Trends in local therapy for hepatocellular carcinoma and survival outcomes in the US population. Am J Surg. 2008;195:829–36.
6. Bruix J. Sherman M; Practice Guidelines Committee American Association for the Study of Liver Diseases. Management of hepatocellular carcinoma. Hepatology. 2005;42:1208–36.
7. Mitchell DG, Bruix J, Sherman M, Sirlin CB. LI-RADS (Liver Imaging Reporting and Data System): summary, discussion, and consensus of the LI-RADS Management Working Group and Future Directions. Hepatology. 2015;61:1056–65.
8. Bruix J, Sherman M, Llovet JM, et al. European Association for the Study of the liver. Clinical management of hepatocellular carcinoma: conclusions of the Barcelona-2000 EASL conference. J Hepatol. 2001;35:421–30.
9. Tanaka S, Kitamura T, Imaoka S, et al. Hepatocellular carcinoma: Sonographic and histologic correlation. AJR Am J Roentgenol. 1983;140:701–7.
10. Tanaka S, Kitamura T, Fujita M, et al. Colour Doppler flow imaging of liver tumours. AJR Am J Roentgenol. 1990;154:509–14.
11. Lee JH, Lee JM, Kim SJ, et al. Enhancement patterns of hepatocellular carcinomas on multiphasic multidetector row CT: comparison with pathological differentiation. Br J Radiol. 2012;85:e573–83.
12. Okuda K, Musha H, Yamasaki T, et al. Angiographic demonstration of hepatocellular intra hepatic arterio-portal anastomoses in hepatocellular carcinoma. Radiology. 1977;122:53–8.
13. Becker-Weidman DJ, Kalb B, Sharma P, et al. Hepatocellular carcinoma lesion characterization: single-institution clinical performance review of multiphase gadolinium-enhanced MR imaging-comparison to prior same-center results after MR systems improvements. Radiology. 2011;261:824–33.
14. DJ B, Johnson CD, Stephens DH, et al. Imaging of fibrolamellar hepatocellular carcinoma. AJR Am J Roentgenol. 1988;151:295–9.
15. McLarney JK, Rucker PT, Bender GN, et al. Fibrolamellar carcinoma of the liver: radiologic-pathologic correlation. Radiographics. 1999;19:453–71.
16. Purysko AS, Remer EM, Coppa CP, Leão Filho HM, Thupili CR, Veniero JC. LI-RADS: A case-based review of the new categorization of liver findings in patients with end-stage liver disease. Radiographics. 2012;32:1977–95. American College of Radiology. Quality and safety resources: Liver Imaging–Reporting and Data System. Available at: https://www.acr.org/Quality-Safety/Resources/LIRADS. Accessed April 22, 2012
17. Bruix J, Sherman M. American Association for the Study of Liver Diseases. Management of hepatocellular carcinoma: an update. Hepatology. 2011;53(3):1020–2.

18. European Association For The Study Of The Liver, European Organisation for Research and Treatment of Cancer. EASL-EORTC clinical practice guidelines: management of hepatocellular carcinoma. J Hepatol. 2012;56(4):908–43.
19. Omata M, Lesmana LA, Tateishi R, et al. Asian Pacific Association for the Study of the Liver consensus recommendations on hepatocellular carcinoma. Hepatol Int. 2010;4(2):439–74.
20. Llovet JM, Bruix J. Systematic review of randomized trials for unresectable hepatocellular carcinoma: chemoembolization improves survival. Hepatology. 2003;37(2):429–42.
21. Semelka RC, Helmberger TK. Contrast agents for MR imaging of the liver. Radiology. 2001;218:27–38.
22. Mitchell DG. Liver I Currently available gadolinium chelates. Magn Reson Imaging Clin N Am. 1996;4:37–51.
23. Schuhmann-Giampieri G. Liver contrast media for magnetic resonance imaging: interrelations between pharmacokinetics and imaging. Investig Radiol. 1993;28:753–61.
24. Ferrucci JT, Stark DD. Iron oxide-enhanced MR imaging of the liver and spleen: review of the first 5 years. AJR Am J Roentgenol. 1990;155:943–50.
25. Kim YK, Kwak HS, Kim CS, Chung GH, Han YM, Lee JM. Hepatocellular carcinoma in patients with chronic liver disease: comparison of SPIO-enhanced MR imaging and 16-detector row CT. Radiology. 2006;238:531–41.
26. Reimer P, Schneider G, Schima W. Hepatobiliary contrast agents for contrast-enhanced MRI of the liver: properties, clinical development and applications. Eur Radiol. 2004;14:559–78.
27. Han JK, Choi BI, Kim AY, An SK, Lee JW, Kim TK, et al. Cholangiocarcinoma: pictorial essay of CT and cholangiographic findings. Radiographics. 2002;22:173–87.
28. Valls C, Guma A, Puig I, et al. Intrahepatic peripheral cholangiocarcinoma: CT evaluation. Abdom Imaging. 2000;25:490–6.
29. Fan ZM, Yamashita Y, Harada M, et al. Intrahepatic cholangiocarcinoma, spin-echo and contrast enhanced dynamic MR imaging. AJR Am J Roentgenol. 1993;161:313–7.
30. Blechacz B, Komuta M, Roskams T, Gores GJ. Clinical diagnosis and staging of cholangiocarcinoma. Nat Rev Gastroenterol Hepatol. 2011;8:512–22.
31. Reid KM, Ramos-De la Medina A, Donohue JH. Diagnosis and surgical management of gallbladder cancer: a review. J Gastrointest Surg. 2007;11:671–81.
32. Levy AD, Murakata LA, Rohrmann CA. Gallbladder carcinoma: radiologic–pathologic correlation. Radiographics. 2001;21:295–314.
33. Franquet T, Montes M, Ruiz de Azua Y, Jimenez FJ, Cozcolluela R. Primary gallbladder carcinoma: imaging findings in 50 patients with pathologic correlation. Gastrointest Radiol. 1991;16:143–8.
34. Ros PR, Mortele KJ. Imaging features of pancreatic neoplasms. JBR-BTR. 2001;84(6):239–49.
35. Inokuma T, Okamoto T, Ogami T, et al. Diagnosis of pancreatic cancer with FDG-PET: comparison with CT, US and endoscopic US. Gut. 1996;39(suppl 3):12.
36. Tempero M, Arnoletti JP, Behrman S, et al. Clinical Practice Guidelines in Oncology: pancreatic adenocarcinoma. National Comprehensive Cancer. Network. 2010; version 2. Available at https://www.nccn.org/. Accessed July 2010.
37. Noone TC, Hosey J, Firat Z, Semelka RC. Imaging and localization of islet-cell tumours of the pancreas on CT and MRI. Best Pract Res Clin Endocrinol Metab. 2005;19(2):195–211.
38. Sarr MG, Kendrick ML, Nagorney DM, Thompson GB, Farley DR, Farnell MB. Cystic neoplasms of the pancreas: benign to malignant epithelial neoplasms. Surg Clin North Am. 2001;81(3):497–509.
39. Sarr MG, Carpenter HA, Prabhakar LP, et al. Clinical and pathologic correlation of 84 mucinous cystic neoplasms of the pancreas: can one reliably differentiate benign from malignant (or premalignant) neoplasms? Ann Surg. 2000;231(2):205–12.
40. Manfredi R, Graziani R, Motton M, et al. Main pancreatic duct intraductal papillary mucinous neoplasms: accuracy of MR imaging in differentiation between benign and malignant tumors compared with histopathological analysis. Radiology. 2009;253(1):106–15.

第 5 章

FDG PET/CT 显像：正常变异、伪影和陷阱

Nilendu Purandare，Sneha Shah，Archi Agrawal，Ameya Puranik，Venkatesh Rangarajan

本章纲要

5.1 引言

　　FDG PET/CT 正越来越多地被用于评估胆管和胰腺恶性肿瘤。胆囊癌和胆管癌为胆管恶性肿瘤。经常使用 FDG PET/CT 对胰腺癌进行分期。这些肿瘤的组织学和生物学行为差异较大，导致 FDG PET/CT 表现各异。几种治疗选择，如胆管引流、支架、手术、放疗和化疗，被用于治疗肝胆癌和胰腺癌，这些癌变会产生各种组织变化，可能导致 PET/CT 的诊断陷阱和伪影。正确和及时地识别这些组织变化与治疗相关并发症对于避免诊断陷阱很重要。

5.2 由解剖学和组织学引起的影像表现的变化

　　胆管癌由于解剖位置、生长模式和组织学亚型不同，对 FDG 摄取程度也不同[1-3]。本质上为肝外、浸润性和黏液性的病变往往表现出低 FDG 摄取或不摄取 FDG，难以

在 PET 研究中定位,从而导致假阴性结果(图 5.1)。胆管系统扩张及其在 CT 上的形态通常是揭示病变部位的间接征象(图 5.2)。延迟显像病变 FDG 摄取增高有助于诊断(图 5.2)。

胰腺囊性肿瘤包括浆液性囊腺瘤、黏液性囊腺瘤和胰腺导管内乳头状黏液性肿瘤(IPMN)。IMPN 是产生黏蛋白的肿瘤,可以是良性或侵袭性肿瘤,FDG PET 经常被用来区分它们[4]。这些肿瘤的黏液性质导致 PET 研究中对 FDG 的亲和力较低(图 5.3),在具有微小恶性病灶的患者中更是如此。

5.3 炎症病理学类似恶性肿瘤

肿块型胰腺炎(MFP)的 CT 表现类似于胰腺癌,区分两者可能是一个挑战。FDG PET/CT 扫描时,炎性病变低摄取[5,6]可以更好地区分 MFP 与胰腺癌。然而,由于炎症过程,某些 MFP 病例可以显示出高 FDG 亲和力,类似于恶性肿瘤(图 5.4)。

胆囊壁增厚可能是由良性病变(如炎症或胆囊腺肌症)或恶性肿瘤引起的。胆囊

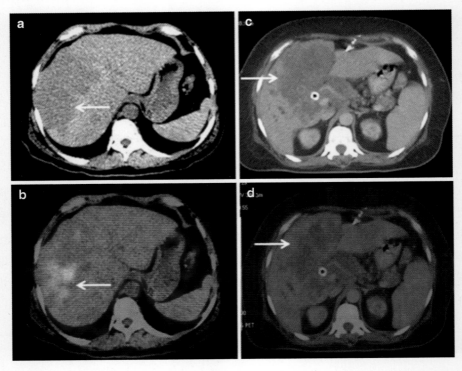

图 5.1 胆管癌对 FDG 摄取低。轴位 CT 和融合 PET/CT 图像显示一种弥漫性浸润性胆管癌,FDG 摄取较低(a 和 b,箭头所示)。轴位 CT 和融合 PET/CT 图像显示,弥漫性黏液性胆管癌中的 FDG 摄取极低(c 和 d,箭头所示)。

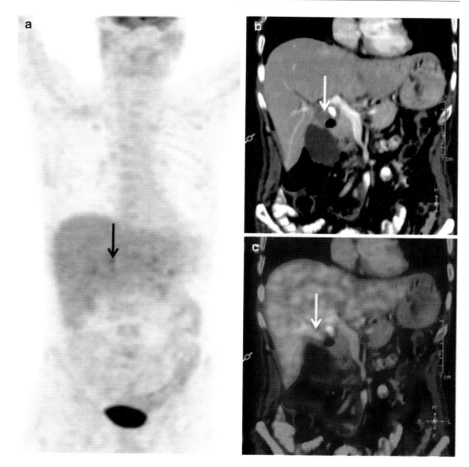

图 5.2　胆囊颈和胆囊管恶性肿瘤对 FDG 摄取低。冠状位 MIP 和融合 PET/CT 图像(a 和 c,箭头所示)显示胆囊颈和胆囊管的狭窄病变(b,箭头所示)中未见明显的 FDG 聚集。手术切除后证实为黏液性腺癌。

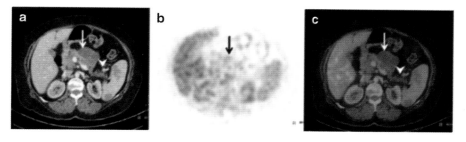

图 5.3　胰腺导管内乳头状黏液性肿瘤对 FDG 摄取较低。轴位 CT 扫描显示,胰腺体部分叶状囊性肿块(a,箭头所示)导致胰腺体远端和尾部萎缩(a 和 c,三角箭头所示)。轴位 PET 和融合的 FDG PET/CT 显示病变不摄取 FDG。手术切除后的组织病理学显示,IPMN 具有侵入性特征。

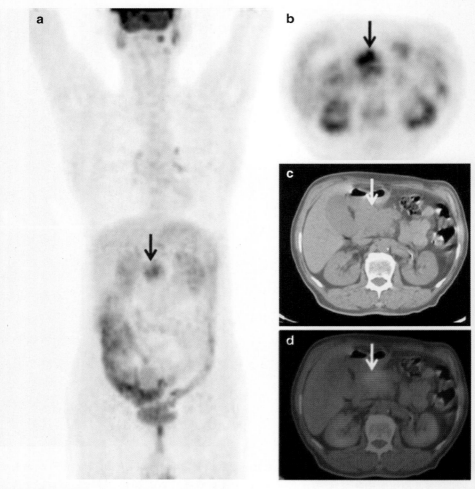

图 5.4　FDG 摄取的肿块型胰腺炎。冠状位 MIP、轴位 PET 和融合 PET/CT 显示胰头部软组织肿块(**c**, 箭头所示)FDG 摄取增加(**a**、**b** 和 **d**,箭头所示)。活检显示为胰腺炎。肿块型胰腺炎 FDG PET 可呈假阳性。

炎 FDG PET 可呈假阳性,很难与恶性肿瘤进行鉴别[7,8]。肿块状或突起型病变更有可能是由恶性肿瘤引起的。胆囊壁增厚通常由炎症(图 5.5)所致,可见弥漫性均匀的 FDG 摄取,尽管成像特征会重叠。

5.4　与治疗相关的变化和并发症引起的陷阱

　　很大一部分胆囊癌是偶然被发现的,患者因症状性结石病而行选择性胆囊切除术,从手术标本中诊断出胆囊癌。随后进行的分期 PET/CT 研究通常显示,胆囊窝手

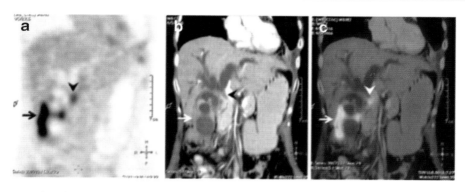

图 5.5　胆囊炎高摄取 FDG。该患者经病理学证实的胆囊癌。冠状位 PET 和融合 PET/CT 图像(a 和 c,三角箭头所示)显示,高摄取 FDG 的软组织病变阻塞了胆总管。沿着增厚的胆囊壁可见 FDG 摄取,(a~c,箭头所示),这是由胆囊炎引起的,会被误诊为继发恶性肿瘤。

术区 FDG 摄取,是由与正常愈合相关的术后炎症引起的[2,9]。这种假阳性的 FDG 摄取会在手术后持续几周,类似残余病灶,会导致不必要的手术探查(图 5.6)。

对胆囊癌患者行腹腔镜胆囊切除术,术后腹腔镜检查孔部位偶尔会发生转移。如 PET/CT 显示检查孔部位 FDG 摄取增高[10],则提示转移。穿刺孔部位的持续炎症会导致 FDG 摄取,类似转移灶(图 5.7)。在观察代谢变化的同时,还应注意观察形态学变化。如穿刺孔部位无结节性软组织或肿瘤病变,则提示为炎症。

对于胆管癌和胰腺癌,常采用手术结合化疗和放疗的方式。在手术和放疗前,常采用经皮经肝胆管引流术(PTBD)或经内镜逆行胆管内引流术(ERBD)来缓解梗阻性黄疸,也可作为晚期不可切除肿瘤的姑息措施。引流管和支架会引起胆管系统炎症,从而导致支架区域的示踪剂摄取[11](图 5.8)。在大多数情况下,沿支架摄取 FDG,本质为低摄取。但有时为高摄取,类似恶性病变。沿着支架的高摄取也会掩盖潜在的较小的恶性病变。胆管炎和胆管脓肿是放置胆管引流管和支架的严重并发症,影响患者生活质量(图 5.9)。胆管炎也可表现 FDG 高摄取,与胆管癌非常相似。胆管脓肿可被误认为转移性病变。沿胆管根部的线性分支状 FDG 摄取和脓肿中心积液是重要的影像特征,有助于区分炎症与恶性肿瘤。胰腺炎也可以是胆管支架植入和放射治疗的并发症。腺体弥漫性 FDG 摄取,结合炎性病变的 CT 特征(如胰腺水肿、胰周积液),提示胰腺炎的诊断(图 5.10)。

总结

胰胆管肿瘤由于解剖和病理变化复杂,导致 FDG PET 表现各异。手术、放疗和胆管引流术产生的变化及其引起的并发症可能导致影像表现随之改变。必须全面了解这些成像陷阱,以避免 PET/CT 解释中的错误。

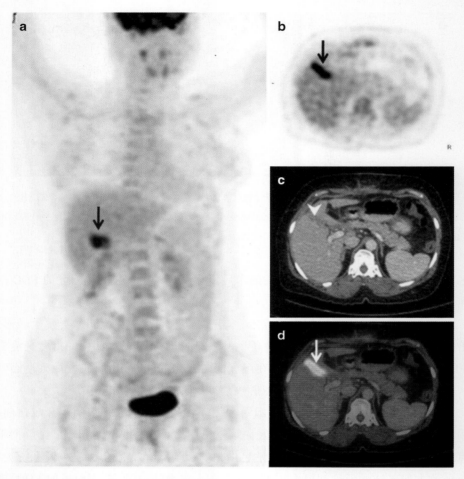

图5.6 近期胆囊切除术后 PET/CT 呈假阳性。患者因症状性胆结石行胆囊切除术(4周前),冠状位 MIP、轴位 PET 和融合 PET/CT 图像显示,胆囊窝中 FDG 浓聚(a、b 和 d 箭头所示)。持续摄取 FDG 是由于术后炎症,可与残留疾病混淆。轴位 CT 图像上的胆囊窝中未见明显的肿块(c,三角箭头所示)。

要点

- 胰胆管肿瘤解剖学和病理学的复杂性导致 FDG PET 表现具有不同模式。
- 根据解剖位置、生长模式和组织学亚型,胆管癌会表现出不同的 FDG 摄取。
- 肝外、浸润性和黏液性病变往往表现出较低的 FDG 摄取或不摄取 FDG,难以在 PET 研究中定位,从而导致假阴性结果。
- FDG PET/CT 扫描时,炎性病变低摄取可以更好地区分 MFP 与胰腺癌。然

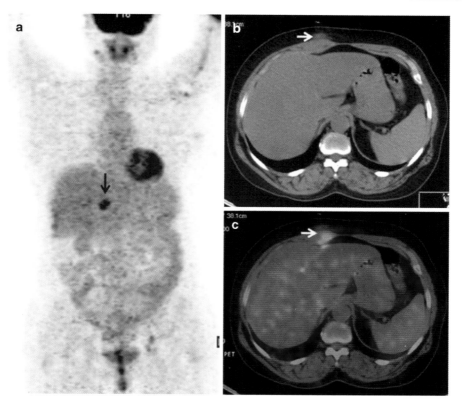

图 5.7　腹腔镜胆囊切除术后的 PET/CT 呈假阳性。冠状 MIP 和融合的 PET/CT 图像显示前腹壁的局部 FDG 摄取(a 和 c,箭头所示),与腹腔镜检查孔不明确的软组织相对应(b,箭头所示)。活检显示为炎症。这一发现可以模拟镜孔部位的转移。

　　而,由于炎症过程,某些 MFP 病例可以表现出高 FDG 亲和力,类似于恶性肿瘤。

- 胆囊炎 FDG PET 可呈假阳性,很难与恶性肿瘤进行鉴别。
- 对胆囊癌患者行腹腔镜胆囊切除术, 术后腹腔镜穿刺孔部位偶尔会发生转移。如 PET/CT 显示穿刺孔部位 FDG 摄取增高。
- 穿刺孔部位的持续炎症会导致 FDG 摄取,类似转移灶。
- 胆管炎也可出现 FDG 高摄取,与胆管癌非常相似。
- 沿胆管根部的线性分支状 FDG 摄取和脓肿中心积液是重要的影像特征,有助于区分炎症与恶性肿瘤。
- 腺体中弥漫性 FDG 摄取,结合炎性病变的 CT 特征(如胰腺水肿、胰周积液),提示胰腺炎的诊断。

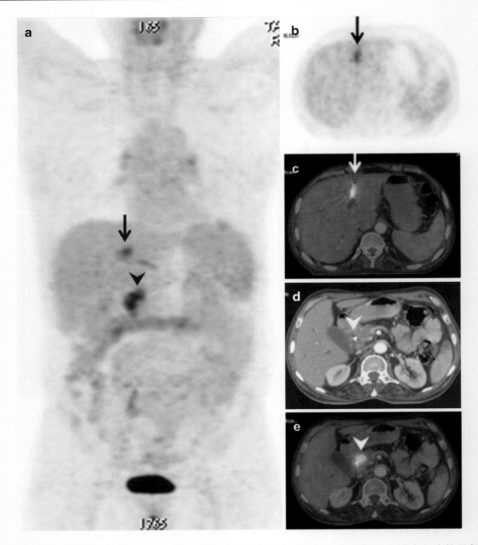

图 5.8　由支架炎症引起的 PET/CT 呈假阳性。冠状位 MIP,轴位 PET 图像显示肝脏左叶的局部摄取(a 和 b,箭头所示),对应于融合 PET/CT 图像上的经皮胆管引流管(c,箭头所示)。冠状位 MIP 和融合的 PET/CT 图像显示沿 EBRD 支架的明显炎症摄取(a、d 和 e,三角箭头所示)。与支架相关的炎性 FDG 摄取可能会很明显并且类似于癌症。

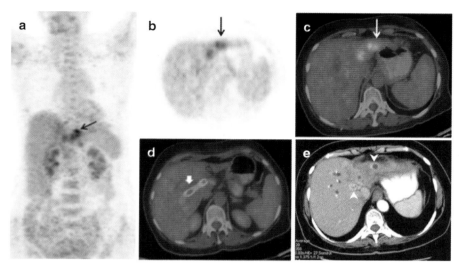

图 5.9　由支架相关的胆管脓肿引起的 PET/CT 呈假阳性。冠状位 MIP、轴位 PET 和融合的 PET/CT 显示肝脏左叶局部 FDG 摄取（a~c，箭头所示），对应于增强 CT 上的环形强化脓肿（e，三角箭头所示）。在融合 PET/CT（d）中看到的黑色箭头显示 ERBD 支架。

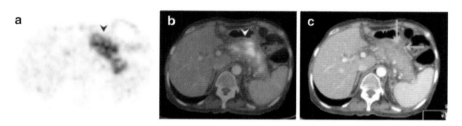

图 5.10　放射后胰腺炎引起的 PET/CT 呈假阳性。轴位 PET 和融合的 PET/CT 在胰腺体部和尾部显示出强烈的 FDG 摄取（a 和 b，三角箭头所示）。CT 增强扫描显示胰腺水肿，伴有胰周脂肪浸润和少量聚集，具有诊断性（c，箭头所示）。

（胡战利　译）

参考文献

1. Kato T, Tsukamoto E, Kuge Y, Katoh C, Nambu T, Nobuta A, et al. Clinical role of [18] F-FDG PET for initial staging of patients with extrahepatic bile duct cancer. Eur J Nucl Med. 2002;29:1047e54.

2. Anderson CD, Rice MH, Pinson CW, Chapman WC, Chari RS, Delbeke D. Fluorodeoxyglucose PET imaging in the evaluation of gallbladder carcinoma and cholangiocarcinoma. J Gastrointest Surg. 2004;8:90e7.

3. Fritscher-Ravens A, Bohuslavizki KH, Broering DC, Jenicke L, Schafer H, Buchert R, et al. FDG PET in the diagnosis of hilar cholangiocarcinoma. Nucl Med Commun. 2001;22:1277e85.

4. Pedrazzoli S, Sperti C, Pasquali C, Bissoli S, Chierichetti F. Comparison of international consensus guidelines versus 18-FDG PET in detecting malignancy of intraductal papillary mucinous neoplasms of the pancreas. Ann Surg. 2011;254(6):971.

5. Schick V, Franzius C, Beyna T, et al. Diagnostic impact of 18F-FDG PET-CT evaluating solid pancreatic lesions versus endosonography, endoscopic retrograde cholangio-pancreatography with intraductal ultrasonography and abdominal ultrasound. Eur J Nucl Med Mol Imaging. 2008;35:1775–85.

6. van Kouwen MC, Jansen JB, van Goor H, de Castro S, Oyen WJ, Drenth JP. FDG-PET is able to detect pancreatic carcinoma in chronic pancreatitis. Eur J Nucl Med Mol Imaging. 2005;32:399–404.

7. Koh T, Taniguchi H, Yamaguchi A, Kunishima S, Yamagishi H. Diffcerential diagnosis of gallbladder cancer using positron emission tomography with fluorine-18-labeled fluorodeoxyglucose (FDG-PET). J Surg Oncol. 2003;84:74–81.

8. Oe A, Kawabe J, Torii K, Kawamura E, Higashiyama S, Kotani J, et al. Distinguishing benign from malignant gallbladder wall thickening using FDG-PET. Ann Nucl Med. 2006;20:699–703.

9. Abouzied MM, Crawford ES, Nabi HA. 18F-FDG imaging: pitfalls and artifacts. J Nucl Med Technol. 2005;33:145–55.

10. JB H, Sun XN, Xu J, He C. Port site and distant metastases of gallbladder cancer after laparoscopic cholecystectomy diagnosed by positron emission tomography. World J Gastroenterol. 2008;14:6428–31.

11. Corvera CU, Blumgart LH, Akhurst T, DeMatteo RP, D'Angelica M, Fong Y, Jarnagin WR. 18F-fluorodeoxyglucose positron emission tomography influences management decisions in patients with biliary cancer. J Am Coll Surg. 2008;206:57–65.

第 6 章
肝脏恶性肿瘤与 FDG PET/CT

Sneha Shah, Nilendu Purandare, Ameya Puranik, Archi Agrawal, Venkatesh Rangarajan

本章纲要

　　肝脏恶性肿瘤可分为原发性和继发性两类。原发性肝癌主要包括发生于成人的肝细胞癌(HCC)和发生于儿童的肝母细胞瘤,而继发性肝癌最常来自原发性结直肠肿瘤。

　　本章将讨论 FDG PET/CT 在治疗原发性肝癌和结直肠恶性肿瘤转移性疾病中的应用。

6.1　肝细胞癌

肝细胞癌通常发生于慢性肝病患者,其继发于肝炎或酒精摄入引起的肝损伤。

6.1.1　分期

这些肿瘤的结局取决于发病时的疾病分期;较大的肿瘤和转移性疾病的结局较差。HCC 的分期通常使用腹部三期对比增强 CT 或 MRI 进行局部评估,转移性疾病的检查包括骨扫描和胸部 CT。

根据瓦式效应,恶性组织增加了对葡萄糖的利用,这是通过肿瘤部位葡萄糖转运体受体的过度表达来识别的,FDG PET/CT 据此进行诊断。然而,HCC 细胞显示出不同的葡萄糖受体表达,因此,对 FDG 的摄取也不同[1-3]。

诸多研究表明,FDG PET 或 PET/CT 诊断原发性 HCC 的敏感性为 50%~65%[2,4,5](图 6.1 和图 6.2)。

已发生转移的 HCC 预后较差,治疗选择有限,而对无肝外扩散的局部晚期 HCC 可以采用积极的局部治疗;因此,准确的分期有助于对患者进行分类。FDG PET 在检测 HCC 远处转移方面效果显著,在检测骨受累方面比传统成像方式更好,而对肺和淋巴结疾病的检出率则相似[6,7](图 6.3)。

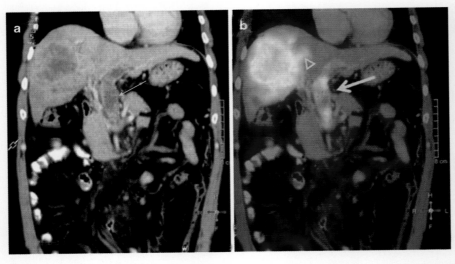

图 6.1　HCC 患者的冠状位增强 CT 图像 (a) 显示肝右叶不规则低密度病变 (a,三角箭头),肝Ⅳ、Ⅷ、Ⅶ和Ⅴ段受侵,并且有右侧门静脉 (PV) 血栓形成 (a,箭头所示),扩展到 MPV 和 SMV。用于分期的 FDG PET/CT 显示原发肿块对 FDG 高摄取 (b,三角箭头所示),肝脏右叶病变的线条状摄取 (b,箭头所示) 与门静脉中的癌栓相关。

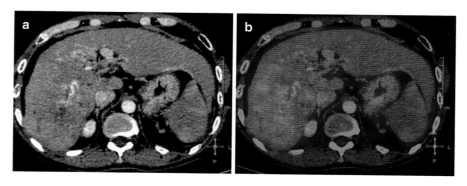

图 6.2　肝右叶可见大小为 12cm×9cm×9cm 的肿块，门静脉主干和右侧门静脉癌栓形成，如轴位 CECT 图像（a）所示。相应层面的 FDG PET/CT 轴位图像（b）显示肝脏病变中没有显著的 FDG 摄取，提示该肿瘤具有良好的生物学特性。

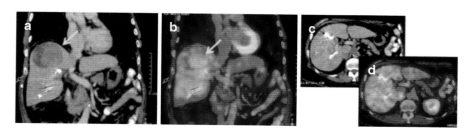

图 6.3　中分化 HCC 患者，累及肝右叶，接受 TACE 治疗并计划进行 TARE 治疗。FDG PET/CT 图像显示肝右叶较大的不均质残留病灶中 FDG 摄取（a 和 b，箭头所示）。还注意到在轴位和冠状位融合 PET/CT 图像上右侧肾上腺转移性结节中 FDG 摄取（c 和 d，三角箭头所示）。

一项纳入 8 项研究的系统回顾和 Meta 分析评估 FDG PET 或 PET/CT 在检测肝外转移和复发性疾病方面的作用，结果显示其敏感性、特异性、阳性似然比（LR+）和阴性似然比（LR-）的汇总估计值分别为 76.6%（95% CI，68.7%~83.3%），98.0%（95% CI，92.8%~99.8%），14.68（95% CI，5.5~39.14）和 0.28（95% CI，0.20~0.40）[8]。

葡萄糖受体密度较高的肿瘤往往具有侵袭性，很少有研究评估其作为生物标志物的作用；因此，如肿瘤对 FDG 高摄取，可能为恶性生物学行为[3,9]。

不摄取 FDG 的肿瘤有更好的结局[10]。对于摄取 FDG 的肿瘤，与 FDG 摄取较低的肿瘤相比，FDG 摄取较高的肿瘤结局较差。具有更高 FDG 摄取的肿瘤也往往显示出更短的倍增时间和更高的疾病分期[11-13]。

6.1.2   治疗反应评估

HCC 的局部靶向治疗(LRT)利用的是肝脏肿瘤双重血供的病理生理学特点。其通过缺血、热凝固或辐射效应阻断主要的动脉血液供应,导致肿瘤血流量减少和细胞死亡,这些效应不会导致肿瘤缩小[14,15],但会导致肿瘤坏死和增强减弱,这些未纳入RECIST 1 或 RECIST 1.1 指南。较新的指南在 HCC 的反应评估中纳入了增强标准(mRECIST)和坏死参数[16-18]。

由于良性的治疗后炎性反应或肿瘤环境的异质性,识别增强特征可能很困难,因此,推荐使用弥散加权 MRI(DWMRI)或 FDG PET/CT 等功能成像进行评估。

FDG PET/CT 反应评估是通过术前、术后扫描对肿瘤位置的视觉评估,同时比较血池 FDG 摄取变化,或使用半定量或定量方法计算肿瘤部位 FDG 摄取减少量(例如,肿瘤与肝脏或纵隔 SUV 比值,或肿瘤 SUV 与 SUVmax 比值)。研究表明,肿瘤部位对 FDG 摄取显著减少的患者有更好的生存率和无进展生存率[19,20]。与 CECT 等传统成像方式相比,FDG PET/CT 在识别那些残留的肿瘤存活组织方面具有更高的敏感性[21,22],这些组织通常表现为外周局灶性偏心性摄取(图 6.4)。

为了使 FDG PET/CT 对实体瘤的反应评估标准化,Wahl 等提出了 PERCIST 标准,该标准改编自基于解剖学的 RECIST 1.1 标准和测量 FDG 标准化摄取值的标准,测量 FDG 标准化摄取值的标准最多选取 5 个 FDG 摄取值最高的病变(每个器官最多选取 2 种病变)。反应表示为治疗后病灶总的峰值标准化摄取与基线值比较的变化率[23](表 6.1)。

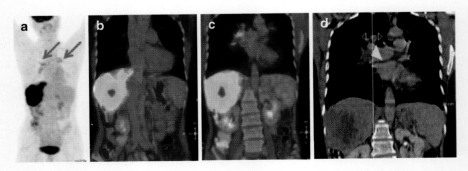

图 6.4   肝右叶伴有门静脉血栓形成的 HCC 病例,患者计划接受经动脉放射栓塞治疗,因此进行FDG PET/CT 分期研究。累及大部分肝右叶的肿瘤对 FDG 高摄取,在 MIP(a)和冠状位融合图像(b,三角箭头所示)上可见门静脉血栓也摄取 FDG。在 MIP 图像(a,箭头所示)上,双侧纵隔的摄取增加,这对应于冠状融合图像(c,三角箭头所示)中在肺静脉中看到的充盈缺损。冠状图像中纵隔的 CECT证实存在双侧肺血栓形成(d,三角箭头所示)。

表 6.1　常规和靶向治疗的治疗反应的评估标准(adapted from[24])

	RECIST 1.1	WHO	EASL	mRECIST	PERCIST
完全缓解(CR)	所有靶病灶消失（最多2个肝脏病变）	全部靶病灶消失	所有活性病灶消失	所有活性病灶消失（最多2个可测量的肝脏病变）	靶病灶中FDG摄取消失
部分缓解(PR)	靶病灶最大径之和减少≥30%（与基线直径总和相比）	靶病灶二维直径的总和减少≥50%（与基线直径总和相比）	活性病灶二维直径的和减少≥50%（与基线直径总和相比）	活性病灶的最大直径总和减少≥30%（与基线直径总和相比）	在可测量的靶病灶中SUV值减少≥30%
病情进展(PD)	靶病灶直径总和增加≥20%（与治疗开始之后记录的最小靶病灶直径总和相比）	靶病灶直径总和增加≥25%（与治疗开始之后记录的最小靶病灶直径总和相比）	活性病灶的直径总和增加≥25%（与治疗开始之后记录的最小活性病灶的直径总和相比）	活性病灶的直径总和增加≥20%（与治疗开始之后记录的最小活性病灶的直径总和相比）	SUV值增加>30%或发现新病灶
病情稳定	任何不符合PR或PD条件的情况	任何不符合PR或PD条件情况	任何不符合PR或PD条件的情况	任何不符合条件的情况	任何不符合部分代谢反应(PMR)或代谢进展(PMD)条件的情况

评估治疗反应的理想时间是治疗后 3 个月，以便那些治疗后可能导致假阳性或可疑病变的相关变化能够得以解决。

对于较小的肿瘤和远离血管的肿瘤，射频消融是一种局部治疗的选择。针对该适应证的 FDG PET/CT 应在炎症变化出现之前进行，即在术后 6~12 小时内进行，以避免掩盖呈外周局灶性摄取的残留病灶[25]（图 6.5）。

6.1.3　PET/CT 在评估 HCC 放射性栓塞中的效用

使用 SPECT/CT 韧致辐射显像评估接受钇-90 示踪剂治疗后的患者。钇-90 放射性同位素的正电子发射已被用于治疗后 PET/CT 研究。这种模式的优点是明确划分放射性同位素给药和剂量测定的区域，以计算实际给药的剂量（图6.6）。还确定了示踪剂

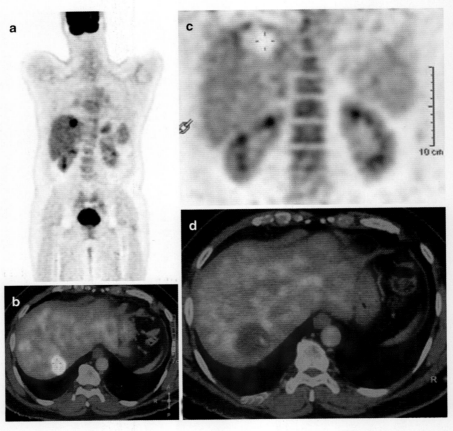

图 6.5　一例结肠癌肝转移的病例，FDG PET/CT 再分期研究显示全身最大密度投影（MIP）（a）中可见孤立性肝脏病变，并在融合轴位图像（b）中得到很好的显示。射频消融术后 FDG PET/CT 图像显示冠状位 PET 图像（c）上的透亮区对应病变部位，如融合图像（d）中所见，该区域内或边缘无 FDG 摄取，显示手术消融完整。

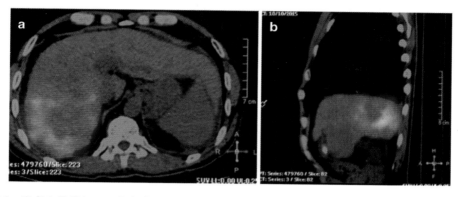

图 6.6　患者在接受钇-90 治疗后 3 小时获得的图像显示右叶原发肿瘤部位的摄取,确认放射性示踪剂进入肝病灶(a,轴位;b,矢状位),并且在排除放射性示踪剂外渗或泄漏后,在肝实质的其余部分或腹部其他部位未发现示踪剂。

有少量外渗到胃或其他部位,这在使用胶体进行治疗前评估扫描时可能会遗漏[26-28]。

治疗后扫描可计算递送至肿瘤的剂量,这是肿瘤反应的预测指标[29,30]和递送至正常肝脏的剂量,这将有助于确定导致肝功能障碍的剂量。

6.1.4　疾病复发

早期发现局部病灶复发可以及时治疗,因此,有必要在再分期时确定疾病侵犯的程度。当临床提出疑问时,FDG PET/CT 已被证实是识别局部或远处复发的有效方式。FDG PET/CT 在肿瘤标志物升高和常规影像学检查阴性的患者中显示出更大价值,并且具有更好的特异性和准确性[31,32](图 6.7)。

对前文讨论的 8 项研究进行的 Meta 分析显示,FDG PET(PET/CT)检测 HCC 复发的敏感性、特异性以及 LR+ 和 LR- 的汇总估计值分别为 81.7%(95% CI,71.6%~89.4%),88.9%(95% CI,70.8%~97.6%),4.72(95% CI,2.21~10.07)和 0.19(95% CI,0.10~0.35)[8]。

6.2 肝母细胞瘤

肝母细胞瘤是富含糖原的肿瘤,因此,葡萄糖受体密度高,导致 FDG 摄取增加,这使其适于对该肿瘤进行分期;然而,没有与此相关的重要文献[33]。仅有少数研究评估 FDG 在肝母细胞瘤再分期中的作用,并认为 FDG 是一种特异性高的检查[34],在检测早期复发方面比传统成像方式(CT 和 MRI)的价值更大[35](图 6.8)。

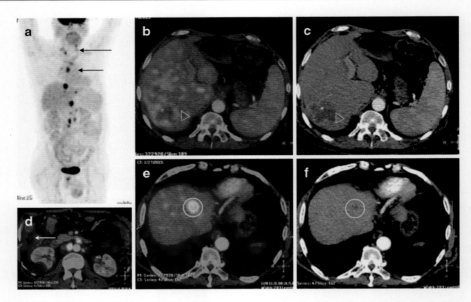

图 6.7 HCC 患者经 TACE 治疗后肿瘤标志物升高,临床怀疑复发。FDG PET/CT 显示原发部位(c, CECT)无摄取(b,三角箭头所示),肝脏的 2 个病灶(e 和 f,圆圈所示)、腹膜后淋巴结(d,箭头所示),以及纵隔和锁骨上(a,箭头所示)可见局灶性 FDG 摄取。

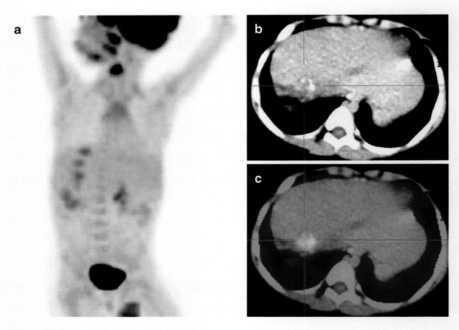

图 6.8 肝母细胞瘤手术后化疗并维持化疗的一例病例。随访时 AFP 水平升高。对比增强 CT 扫描未发现术后部位或远处区域的明显异常,虽然在相关 CT 图像(b)上未见异常,但 MIP 图像(a)和融合轴位 PET/CT 图像(c)显示术后边缘 FDG 摄取增加。超声引导下活检证实覆盖肝脏的腹膜横膈面肿瘤复发。

结论

现有文献表明，FDG PET/CT 是 HCC 分期的一个预后因素，也是评估中高级 HCC 局部治疗反应的良好方式。尚无足够的证据表明 FDG PET/CT 在预测肝母细胞瘤中的作用。

> **要点**
>
> - 如各种研究所示，FDG PET 或 PET/CT 发现原发性 HCC 的敏感性为 50%~65%。
> - FDG PET 已用于检测 HCC 的远处转移。
> - 不摄取 FDG 的肿瘤有更好的预后，对于摄取 FDG 的肿瘤，FDG 摄取较高的肿瘤预后较差。
> - FDG PET/CT 在识别残留的存活肿瘤方面具有更高的敏感性，这些组织通常表现为外周的局灶性偏心性摄取。
> - 评估治疗反应的理想时间是治疗后 3 个月，以便治疗后那些可能导致假阳性或可疑病变的相关变化能够得以解决。
> - FDG PET/CT 有助于识别局部或远处复发部位。
> - FDG PET/CT 在肿瘤标志物升高和常规影像检查阴性的患者中显示出更大的价值。

（高勇强 译）

参考文献

1. Lee JD, Yang WI, Park YN, et al. Different glucose uptake and glycolytic mechanisms between hepatocellular carcinoma and intrahepatic mass forming cholangiocarcinoma with increased (18) F-FDG uptake. J Nucl Med. 2005;46:1753–9.
2. Khan MA, Combs CS, Brunt EM, et al. Positron emission tomography scanning in the evaluation of hepatocellular carcinoma. J Hepatol. 2000;32:792–7.
3. Torizuka T, Tamaki N, Inokuma T, et al. In vivo assessment of glucose metabolism in hepatocellular carcinoma with FDG-PET. J Nucl Med. 1995;36:1811–7.
4. Ho CL, SC Y, Yeung DW. 11C-acetate PET imaging in hepatocellular carcinoma and other liver masses. J Nucl Med. 2003;44:213–21.
5. Wudel LJ Jr, Delbeke D, Morris D, et al. The role of [18F]fluorodeoxyglucose positron emission tomography imaging in the evaluation of hepatocellular carcinoma. Am Surg. 2003;69:117–24. discussion 124–126
6. Nagaoka S, Itano S, Ishibashi M, Torimura T, Baba K, Akiyoshi J, Kurogi J, Matsugaki S, Inoue K, Tajiri N, Takada A, Ando E, Kuromatsu R, Kaida H, Kurogi M, Koga H, Kumashiro R, Hayabuchi N, Kojiro M, Sata M. Value of fusing PET plus CT images in hepatocellular carcinoma and combined hepatocellular and cholangiocarcinoma patients with extrahepatic metastases: preliminary findings. Liver Int. 2006;26(7):781–8.

7. Kawaoka T, Aikata H, Takaki S, et al. FDG positron emission tomography/computed tomography for the detection of extrahepatic metastases from hepatocellular carcinoma. Hepatol Res. 2009;39:134–42.

8. Lin CY, Chen JH, Liang JA, Lin CC, Jeng LB, Kao CH. 18F-FDG PET or PET/CT for detecting extrahepatic metastases or recurrent hepatocellular carcinoma: a systematic review and meta-analysis. Eur J Radiol. 2012;81(9):2417–22.

9. Kwee TC, Basu S, Saboury B, et al. A new dimension of FDG-PET interpretation: assessment of tumor biology. Eur J Nucl Med Mol Imaging. 2011;38:1158–70.

10. Park JW, Kim JH, Kim SK, et al. A prospective evaluation of 18F-FDG and 11Cacetate PET/CT for detection of primary and metastatic hepatocellular carcinoma. J Nucl Med. 2008;49:1912–21.

11. Kong YH, Han CJ, Lee SD, et al. Positron emission tomography with fluorine-18-fluorodeoxyglucose is useful for predicting the prognosis of patients with hepatocellular carcinoma (in Korean). Korean J Hepatol. 2004;10:279–87.

12. Shiomi S, Nishiguchi S, Ishizu H, et al. Usefulness of positron emission tomography with fluorine-18-fluorodeoxyglucose for predicting outcome in patients with hepatocellular carcinoma. Am J Gastroenterol. 2001;96:1877–80.

13. Cho E, Jun CH, Kim BS, Son DJ, Choi WS, Choi SK. 18F-FDG PET CT as a prognostic factor in hepatocellular carcinoma. Turk J Gastroenterol. 2015;26(4):344–50.

14. Dhanasekaran R, Limaye A, Cabrera R. Hepatocellular carcinoma: Current trends in worldwide epidemiology, risk factors, diagnosis, and therapeutics. Hepat Med. 2012;4:19–37.

15. Arora A, Kumar A. Treatment response evaluation and follow-up in hepatocellular carcinoma. J Clin Exp Hepatol. 2014;4:S126–9.

16. Lencioni R, Llovet JM. Modified RECIST (mRECIST) assessment for hepatocellular carcinoma. Semin Liver Dis. 2010;30:52–60.

17. Bruix J, Sherman M, Llovet JM, et al. Clinical management of hepatocellular carcinoma. Conclusions of the Barcelona-2000 EASL conference. European Association for the Study of the Liver. J Hepatol. 2001;35:421–30.

18. Kallini JR, Miller FH, Gabr A, Salem R, Lewandowski RJ. Hepatic imaging following intra-arterial embolotherapy. Abdom Radiol (NY). 2016;41(4):600–16. doi:10.1007/s00261–016–0639-5. Review. PubMed

19. Song MJ, Bae SH, Lee SW, Song DS, Kim HY, IeR Y, Choi JI, Lee YJ, Chun HJ, Lee HG, Choi JY, Yoon SK. 18F-fluorodeoxyglucose PET/CT predicts tumour progression after transarterial chemoembolization in hepatocellular carcinoma. Eur J Nucl Med Mol Imaging. 2013;40(6):865–73.

20. Ma W, Jia J, Wang S, et al. The Prognostic Value of ^{18}F-FDG PET/CT for Hepatocellular Carcinoma Treated with Transarterial Chemoembolization (TACE). Theranostics. 2014;4(7):736–44. doi:10.7150/thno.8725.

21. Kim HO, Kim JS, Shin YM, et al. Evaluation of metabolic characteristics and viability of lipiodolized hepatocellular carcinomas using 18F-FDG PET/CT. J Nucl Med. 2010;51:1849–56.

22. Song HJ, Cheng JY, SL H, et al. Value of 18F-FDG PET/CT in detecting viable tumour and predicting prognosis of hepatocellular carcinoma after TACE. Clin Radiol. 2014;70(2):128–37.

23. Wahl RL, Jacene H, Kasamon Y, Lodge MA. From RECIST to PERCIST: evolving considerations for PET response criteria in solid tumors. J Nucl Med. 2009;50(suppl 1):122S–50S.

24. Prajapati HJ, Spivey JR, Hanish SI, El-Rayes BF, Kauh JS, Chen Z, Kim HS. mRECIST and EASL responses at early time point by contrast-enhanced dynamic MRI predict survival in patients with unresectable hepatocellular carcinoma (HCC) treated by doxorubicin drug-eluting beads transarterial chemoembolization (DEB TACE). Ann Oncol. 2012;00:1–9.

25. Purandare NC, Rangarajan V, Shah SA, Sharma AR, Kulkarni SS, Kulkarni AV, Dua SG. Therapeutic response to radiofrequency ablation of neoplastic lesions: FDG PET/CT findings. Radiographics. 2011;31(1):201–13.

26. Elschot M, Vermolen BJ, Lam MGEH, et al. Quantitative comparison of PET and bremsstrahlung SPECT for imaging the in vivo yttrium-90 microsphere distribution after liver radioembolization. PLoS One. 2013;8(2):55742.

27. Zade AA, Rangarajan V, Purandare NC, et al. 90Y microsphere therapy: does 90Y PET/CT imaging obviate the need for 90Y bremsstrahlung SPECT/CT imaging? Nucl Med Commun. 2013;34:1090–6.

28. Wright C, Binzel K, Zhang J, Wuthrick E, Tung C-h, Knopp M. Post-radioembolization assessment of intrahepatic yttrium-90 microsphere biodistribution using next-generation digital PET/CT and comparison to current pre/post-radioembolization SPECT/CT methodologies. J Nucl Med. 2016;57(2):197.

29. D'Arienzo M, Chiaramida P, Chiacchiararelli L, et al. 90Y PET-based dosimetry after selective internal radiotherapy treatments. Nucl Med Commun. 2012;33:633–40.

30. Kao YH, Steinberg JD, Tay YS, et al. Post-radioembolization yttrium-90 PET/CT: part 2—dose-response and tumor predictive dosimetry for resin microspheres. EJNMMI Res. 2013;3:57.

31. Chen YK, Hsieh DS, Liao CS, et al. Utility of FDG-PET for investigating unexplained serum AFP elevation in patients with suspected hepatocellular carcinoma recurrence. Anticancer Res. 2005;25:4719–25.

32. Han AR, Gwak GY, Choi MS, et al. The clinical value of 18F-FDG PET/CT for investigating unexplained serum AFP elevation following interventional therapy for hepatocellular carcinoma. Hepatogastroenterology. 2009;56:1111–6.

33. Shiojiri N. Enzymo- and immunocytochemical analyses of the differentiation of liver cells in the prenatal mouse. J Embryol Exp Morphol. 1981;62:139–52.

34. Philip I, Shun A, McCowage G, Howman-Giles R. Positron emission tomography in recurrent hepatoblastoma. Pediatr Surg Int. 2005;21(5):341–5.

35. Cistaro A, Treglia G, Pagano M, et al. A comparison between ^{18}F-FDG PET/CT imaging and biological and radiological findings in restaging of hepatoblastoma patients. Biomed Res Int. 2013;2013:709037.

第 **7** 章
PET/CT 在胰腺恶性肿瘤中的应用

Ameya D. Puranik, Archi Agrawal, Sneha Shah, Nilendu Purandare, Venkatesh Rangarajan

本章纲要

7.1　引言

胰腺腺癌(PAC)约占胰腺恶性肿瘤的 85%[1],故术语"胰腺癌"有时仅用于单指该病理类型。影像学检查在这种疾病的管理中起着关键的作用。影像学检查有助于明确诊断、确定分期、监测治疗反应和监测手术后复发。影像学检查包括 CT、MRI、PET/CT 和内镜超声(EUS)等多种检查方式。PET/CT 能够将 PET 提供的功能信息与 CT 提供的详细解剖结构信息相结合[2]。尽管 PET/CT 在各种腹部恶性肿瘤的诊断与评估中的价值已经明确,但其在胰腺成像中的作用仍在不断发展。

7.2　胰腺癌的成像方式

腹部超声检查是出现胰胆症状或非特异性腹痛患者的首选检查方式。尽管 Karlson 等报道了超声检查的诊断敏感性高达 90%,但位于腹膜后的胰腺常会被肠道气体所遮蔽,同时该检查对操作者的依赖性强,这些因素使得超声检查无法成为精确的诊断方式[3]。多层螺旋 CT(MDCT)是胰腺癌诊断和分期的首选方式。胰腺癌在 CT 上通常表现为边界不清的低密度肿块, 另外近 11% 的肿块与正常胰腺和肝脏呈等密度[4,5]。MDCT 对胰腺癌的检出率高达 89%~97%。在 CT 上血管受累的程度以及腹膜转移和肝转移的情况决定了原发肿瘤是否适宜手术切除[6]。MRI 和 MRCP 目前被用作解决胰腺癌诊断问题的重要工具,尤其是在"肿瘤体积较小、胰头肥大、与正常胰腺等密度的胰腺癌和具有局灶性脂肪浸润"等的情况下,MRI 检查优于 CT 检查[7]。对于直径<3cm 的肿瘤,超声内镜检查被认为是检测这些局灶性病变的准确方式;此外,超声内镜细针活检也可以同时获得组织学证据[8,9]。

7.3　PET/CT 在胰腺癌中的应用

7.3.1　诊断和分期

虽然 CT 增强扫描是诊断和分期的首选方式,但对于直径<2cm 的肿瘤,其诊断敏感性显著下降(约 83%)。此外,直径>2cm 且在 CT 上与正常组织呈等密度的肿瘤约占 PAC 的 10%,这些病变在传统的 CT 增强扫描中常被遗漏[10]。分化良好的 PAC 能够高水平摄取 FDG,因此 FDG PET/CT 的代谢成像能够找出原发部位,而 CT 提供了相关的解剖信息。Okano 等报道 FDG PET 显像和 CT 检测直径<2cm 的病变的敏感性分别为 100% 和 40%[11]。就成像模式而言,局灶性 FDG 高摄取提示可能存在恶

性病因,因此值得进一步研究[12]。高水平的 SUV(标准化摄取值)诊断 PAC 具有较高的敏感性,但因为某些感染性和炎性病变有时也会显示出高 SUV 值,所以特异性降低。同时,导管腺癌和黏液/印戒细胞变异型也会显示出非恶性胰腺病变的典型表现,即较低的 SUV 值[13]。

7.3.2　局部分期

作为 PET/CT 检查的一部分(图 7.1b 和 c,箭头所示),CT 增强扫描的主动脉和肠系膜上动脉的动脉期图像(对比剂开始注射后 17~25s)、胰腺实质期(对比剂注射开始后 35~50s)和门静脉期图像(对比剂注射开始后 55~70s)能够提供关于血管受累的最佳信息,这些决定了手术的可操作性[14]。

由于胰腺癌通常伴随着强烈的增生反应(图 7.1b 和 c,三角箭头所示),所以反映代谢程度的 PET 显像能够提供病灶的实际部位。同时,还为活检和组织取样提供了准确的位置[15]。在实际的临床实践中,大多数患者接受三时相的 CT 进行诊断,并在条件允许的情况下进行 PET/CT 成像,以排除肝脏和其他远处部位的转移。

7.3.3　淋巴结分期

据相关研究报道,在胰腺肿块患者的评估中,FDG PET 显像略优于 CT 增强扫描,

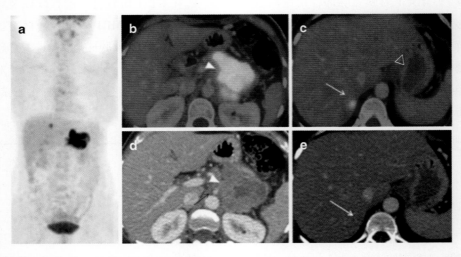

图 7.1　FDG PET/CT 显像在胰腺癌分期中的应用:(a)MIP 图像中显示腹部可见大面积显像剂浓集,同时肝脏可见孤立性显像剂浓聚灶。(b)轴位 PET/CT 图像显示在胰体内可见一 FDG 高摄取的巨大软组织肿块,PET/CT 静脉期图像可见肿块包绕肠系膜上动脉(c,箭头所示)。有强烈的增生反应(c,三角箭头所示)同时伴随高 FDG 摄取(b)的区域代表了肿瘤的实际大小。轴位 PET/CT 图像(d,箭头所示)显示肝脏高摄取 FDG 的病灶,在 CT 图像(e,箭头所示)上显示为模糊的低密度影,提示肝脏有转移性病灶。

其评估淋巴结的敏感性和特异性分别为 30%~49% 和 63%~93%。FDG PET 显像在淋巴结分期方面表现不佳的部分原因可能是受累淋巴结的体积较小、原发肿瘤具有强光子散射(半暗影效应)等[16,17]。FDG PET 显像的代谢信息可以完善 CT 检查对淋巴结的分期，因为厘米级或更大的淋巴结在融合图像中即使呈低级别的代谢活动也可能提示淋巴结转移。

7.4　肝转移

如肝脏占位病变对 FDG 高摄取，则强烈支持是转移性病灶；而在常规影像学上发现的可疑肝脏占位病变中没有 FDG 摄取，则可以排除转移[18]。这种困境主要出现在三时相 CT 或超声检查中发现可疑的孤立性局灶性肝脏病变的情况下；此时，FDG 的摄取是一个决定性因素，因为能够摄取的病灶更倾向诊断为恶性肿瘤(图 7.1d 和 e，箭头所示)，并且可以进一步通过肝脏特异性干预手段来管理。

在一项比较肝胆增强 MRI 和 FDG PET 显像性能的研究中，MRI 在描述较小的肝转移瘤方面更准确，报道的准确率为 97.1%，而 FDG PET 显像的准确率为 85.3%[19]。

7.5　其他远处转移

结节性腹膜转移的小体积病变常表现为粘连，很少表现为明显的"结块"，这在 CT 的诊断上是一个挑战，据报道其诊断敏感性为 65%~88%，特异性为 38%~63%[20]。7% 的局部不能手术切除的胰腺癌患者在腹腔镜分期时发现腹膜转移，而在增强 CT 检查时未发现转移征象[21]。

PET/CT 显像是全身性检查，所以其是检测身体任何部位远处转移的最佳方式。

大多数中心在 PET/CT 显像方案中纳入胸部屏气 CT 平扫，用于检测转移性肺结节。这是因为对亚厘米大小的结节的检测远远超出了现代 PET 扫描仪的分辨率范围，因此需借助普通薄层屏气 CT 才能达到肺结节的检查目的。

因此，PET/CT 显像可以通过检测远处转移，改变常规影像学认为"可手术"患者的管理，从而避免无效手术。

7.6　PET/CT 对疾病复发的检测

胰腺癌是自然侵袭性肿瘤，根据自然病史，术后 72%~92% 的胰腺癌在 2 年内出现局部复发[22]。局部复发的肿瘤通常不能切除；但是，放射治疗或局部消融(射频或冷冻消融)是姑息治疗的可选方式。术后的局部改变与早期的肿瘤复发具有相似的形态学特征,因此,CT 增强扫描非常难以鉴别。此外,因为已知的结缔组织增生反应与胰腺癌有关,所以通常很难获得足够的组织样本。特别是当 CT 表现不明确时,使用 FDG PET 显像来监测肿瘤复发是十分有应用前景的[23,24]。术后 3 个月,手术部位 FDG 摄取增加通常提示复发(图 7.2)。据报道,FDG PET 显像对肿瘤复发的诊断敏感性为 96%,而 CT 和 MRI 的敏感性仅为 39%。此外,FDG PET 显像能够比 CT 更早发现肿瘤切除术后的复发,同时具有极高的敏感性(98%)和特异性(90%)[24]。

7.7 PET/CT 对治疗反应的监测

　　PET 显像联合 CT 增强扫描在监测难以切除的胰腺癌患者对化疗和放疗的反应方面发挥了作用[25,26]。FDG 摄取的显著减少可能先于 CT 体积的减少,并且可能与后续随访检查中肿瘤大小的变化成正比(图 7.3)。因此,FDG PET 显像能够早期评价肿

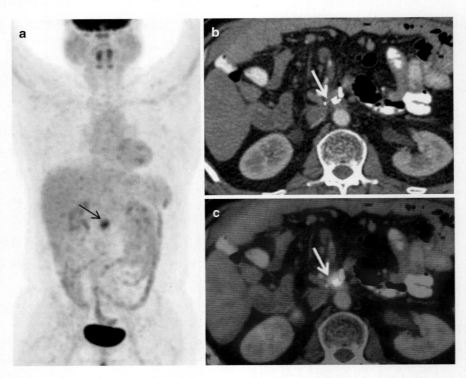

图 7.2　重建的 FDG PET/CT 显像。患者,女,56 岁,因胰腺体部腺癌行 Whipple 手术,随后进行辅助化疗;6 个月后出现 CA 19-9 水平升高,接受 PET/CT 检查。MIP 图像显示中腹部(a,箭头所示)局部示踪剂摄取,对应起源于腹主动脉的肠系膜上动脉水平处(c,箭头所示)高摄取 FDG 的软组织(b,箭头所示),代表局部复发,这是典型的局部复发方式。

瘤对治疗的反应,这可能会影响后续的治疗决策,即继续治疗或停止治疗[27]。此外,最近发表的一些研究报道,FDG PET/CT 显像可能具有预测预后的价值,因为基线 SUV_{max} 较高的肿瘤更有可能在术后早期复发。SUV_{max} 也是局部晚期胰腺癌患者总生存期的独立预测因子[28,29]。术后胰腺炎症改变、放疗或支架置入也可引起一些 FDG 的摄取。为了减少这些假阳性结果,建议在术后至少 6 周进行随访 PET 或 PET/CT 检查[30]。

7.8 其他胰腺肿瘤 PET 示踪剂

7.8.1 ^{68}Ga–DOTA–PET/CT

在所有胰腺肿瘤中,神经内分泌肿瘤(NET)占比为 1%~2%[31];在此类神经内分泌肿瘤中,无功能肿瘤目前占比为 60%~80%[32]。胰岛素瘤和胃泌素瘤是最常见的功能性神经内分泌肿瘤,分别约占功能性神经内分泌肿瘤的 32% 和 9%。此类功能性肿瘤体积较小时,在临床早期即可被检测。

无功能性肿瘤在诊断时的恶变率多达 90%,此类肿瘤比胰腺癌更具有惰性生物

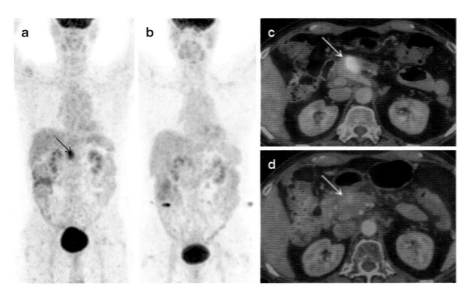

图 7.3 FDG PET/CT 显像评估治疗反应。患者,女,46 岁,因胰头腺癌无法切除而接受 6 次化疗;进行 PET/CT 检查以评估治疗反应。MIP 图像(a,基线;b,治疗后)显示中腹部的局部示踪剂摄取消退,在原发胰腺肿瘤部位可见显像剂摄取几乎完全消退,肿瘤明显缩小[轴位 PET/CT(c,基线;d,治疗后)检查,其他部位无新发病变]。

学行为[33]。分化良好的 NET(被称为"类癌或良性肿瘤")通常表达生长抑素受体(SSTR)，而低分化的变异型表达 GLUT 受体，使得此类肿瘤对 FDG 的亲和力增强。SSTR-特异性放射性核素，例如，^{68}Ga-DOTA-TOC/NOC/TATE 对于这一部分肿瘤的放射敏感性最强。如 Versari 等[34]报道：对于十二指肠胰区域的原发性神经内分泌肿瘤，^{68}Ga-DOTA-TOC PET/CT 扫描的准确率高于内镜超声和螺旋 CT 检查，其敏感性和特异性分别为 87%和 83%。

7.8.2　^{68}Ga-DOTA-Exendin-4 PET/CT

胰岛素瘤是成人内源性高胰岛素血症性低血糖(EHH)的常见原因。EHH 是通过对住院患者持续检测其空腹生化指标进行诊断的[35]。传统影像学检查对于体积较小的肿瘤定位非常局限。如胰腺动脉钙刺激和静脉采血的方法最为敏感；但是此类侵入性检查有导致并发症的风险。良性胰岛素瘤能高表达(浓度较高)胰高血糖素样肽-1受体(GLPR-1)，GLPR-1 是体内成像较好的靶点[36]。早期结果显示，^{68}Ga-DOTA-Exendin-4 PET/CT 能够定位于 GLPR-1，对发现这些病变具有良好的敏感性[37]。

7.8.3　^{18}F-DOPA PET/CT

嗜铬细胞瘤是最常见的分泌儿茶酚胺的肿瘤，其来源于肾上腺髓质的嗜铬细胞(80%~85%)或肾上腺外副神经节(15%~20%)。影像学技术常用于定位原发肿瘤和寻找远处转移病灶。大部分的嗜铬细胞瘤为良性，但有 10%~20%的嗜铬细胞瘤为恶性。F-18 标记的氟羟苯丙氨酸化合物(DOPA)是定位儿茶酚胺前体——多巴胺受体最具特异性的药物[38]。与 ^{131}I-MIBG SPECT 显像比较，其具有更好的分辨率、成像特性和敏感性。

要点

- CECT 是诊断和分期的首选方法。
- 分化良好的 PAC 是摄取 FDG 的肿瘤，因此 FDG PET/CT 代谢成像可以发现原发部位，而 CT 只能提供相关形态学信息。
- 对于寻找直径<2cm 的病灶，FDG PET 和 CT 的敏感性分别为 100%和 40%。
- 胰腺导管腺癌和黏液/印戒细胞变异显示低 SUV 值，这是非恶性胰腺病变的典型特征。
- 在胰腺占位性病变的患者中，FDG PET/CT 对于淋巴结病变的检测比 CECT 有一定优势。

- 肝脏病变中的转移灶更倾向于摄取 FDG，但是 MR 显像对于肝脏小转移灶的显像更为准确。
- 特别是对于 CT 显像不明确时，用 FDG PET 检测肿瘤的复发非常有前景。
- 外科术 3 个月后，术区 FDG 摄取增加通常提示复发。
- 据报道，FDG PET 监测肿瘤复发的敏感性为 96%，而 CT 和 MR 的敏感性为 39%。
- 对于无法手术切除的胰腺癌患者，PET 联合 CECT 对其放疗及化疗反应的监测有重要作用。

（高勇强　陈富坤　译）

参考文献

1. American Cancer Society. Cancer facts and figures. 2009. http://www.cancer.org/acs/groups/content/@nho/documents/document/500809webpdf.pdf. Last accessed 8 June 2012.
2. Kinney T. Evidence-based imaging of pancreatic malignancies. Surg Clin North Am. 2010;90:235–49.
3. Karlson BM, Ekbom A, Lindgren PG, Kallskog V, Rastad J. Abdominal US for diagnosis of pancreatic tumor: prospective cohort analysis. Radiology. 1999;213:107–11.
4. Bluemke DA, Cameron JL, Hruban RH, Pitt HA, Siegelman SS, Soyer P, et al. Potentially resectable pancreatic adenocarcinoma: spiral CT assessment with surgical and pathologic correlation. Radiology. 1995;197:381–5.
5. Brennan DD, Zamboni GA, Raptopoulos VD, Kruskal JB. Comprehensive preoperative assessment of pancreatic adenocarcinoma with 64-section volumetric CT. Radiographics. 2007;27:1653–66.
6. Bronstein YL, Loyer EM, Kaur H, Choi H, David C, DuBrow RA, et al. Detection of small pancreatic tumors with multiphasic helical CT. AJR Am J Roentgenol. 2004;182:619–23.
7. Hanninen EL, Pech M, Jonas S, Ricke J, Thelen A, Langrehr J, et al. Magnetic resonance imaging including magnetic resonance cholangiopancreatography for tumor localization and therapy planning in malignant hilar obstructions. Acta Radiol. 2005;46:462–70.
8. Cannon ME, Carpenter SL, Elta GH, Nostrant TT, Kochman ML, Ginsberg GG, et al. EUS compared with CT, magnetic resonance imaging, and angiography and the influence of biliary stenting on staging accuracy of ampullary neoplasms. Gastrointest Endosc. 1999;50:27–33.
9. Chen CH, Yang CC, Yeh YH, Chou DA, Nien CK. Reappraisal of endosonography of ampullary tumors: correlation with transabdominal sonography, CT, and MRI. J Clin Ultrasound. 2009;37:18–25.
10. Prokesch RW, Chow LC, Beaulieu CF, Bammer R, Jeffrey RB Jr. Isoattenuating pancreatic adenocarcinoma at multi-detector row CT: secondary signs. Radiology. 2002;224:764–8.
11. Okano K, Kakinoki K, Akarnoto S, et al. 18-F Fluorodeoxyglucose positron emission tomography in the diagnosis of small pancreatic cancer. World J Gastroenterol. 2011;17:231–5.
12. Soriano A, Castells A, Ayuso C, et al. Preoperative staging and tumor resectability assessment of pancreatic cancer: prospective study comparing endoscopic ultrasonography, helical computed tomography, magnetic resonance imaging, and angiography. Am J Gastroenterol. 2004;99:499–501.
13. Diedrichs CG, Steib L, Vogel J, et al. Values and limitations of 18-F-Fluoro deoxyglucose-positron emission tomography with preoperative evaluation of patients with pancreatic masses. Pancreas. 2000;20:109–16.

14. Zamboni GA, Kruskal JB, Vollmer CM, Baptista J, Callery MP, Raptopoulos VD. Pancreatic adenocarcinoma: value of multidetector CT angiography in preoperative evaluation. Radiology. 2007;245:770–8.

15. Mallery JS, Centeno BA, Hahn PF, Chang Y, Warshaw AI, Brugge WR. Pancreatic tissue sampling guided by EUS, CT/US and surgery: a comparison of sensitivity and specificity. Gastrointest Endosc. 2002;56:218–24.

16. Kauhanen SP, Komar G, Seppänen MP, et al. A prospective diagnostic accuracy study of 18F-fluorodeoxyglucose positron emission tomography/computed tomography, multidetector row computed tomography, and magnetic resonance imaging in primary diagnosis and staging of pancreatic cancer. Ann Surg. 2009;250(6):957–63.

17. Heinrich S, Goerres GW, Schäfer M, et al. Positron emission tomography/computed tomography influences on the management of resectable pancreatic cancer and its cost-effectiveness. Ann Surg. 2005;242(2):235–43.

18. Nakamoto Y, Higashi T, Sakahara H, et al. Contribution of PET in the detection of liver metastases from pancreatic tumours. Clin Radiol. 1999;54(4):248–52.

19. Sahani DV, Kalva SP, Fischman AJ, et al. Detection of liver metastases from adenocarcinoma of the colon and pancreas: comparison of mangafodipir trisodium-enhanced liver MRI and whole-body FDG PET. AJR Am J Roentgenol. 2005;185(1):239–46.

20. Tabuchi T, Itoh K, Ohshio G, et al. Tumor staging of pancreatic adenocarcinoma using early- and late-phase helical CT. AJR Am J Roentgenol. 1999;173(2):375–80.

21. Liu RC, Traverso LW. Diagnostic laparoscopy improves staging of pancreatic cancer deemed locally unresectable by computed tomography. Surg Endosc. 2005;19(5):638–42.

22. Sperti C, Pasquali C, Bissoli S, Chierichetti F, Liessi G, Pedrazzoli S. Tumor relapse after pancreatic cancer resection is detected earlier by 18-FDG PET than by CT. J Gastrointest Surg. 2010;14(1):131–40.

23. Casneuf V, Delrue L, Kelles A, et al. Is combined 18F-fluorodeoxyglucose-positron emission tomography/computed tomography superior to positron emission tomography or computed tomography alone for diagnosis, staging and restaging of pancreatic lesions? Acta Gastroenterol Belg. 2007;70(4):331–8.

24. Ruf J, Lopez Hänninen E, Oettle H, et al. Detection of recurrent pancreatic cancer: comparison of FDG-PET with CT/MRI. Pancreatology. 2005;5(2–3):266–72.

25. Kuwatani M, Kawakami H, Eto K, et al. Modalities for evaluating chemotherapeutic efficacy and survival time in patients with advanced pancreatic cancer: comparison between FDG-PET, CT, and serum tumor markers. Intern Med. 2009;48(11):867–75.

26. Bang S, Chung HW, Park SW, et al. The clinical usefulness of 18-fluorodeoxyglucose positron emission tomography in the differential diagnosis, staging, and response evaluation after concurrent chemoradiotherapy for pancreatic cancer. J Clin Gastroenterol. 2006;40(10):923–9.

27. Yoshioka M, Sato T, Furuya T, et al. Role of positron emission tomography with 2-deoxy-2-[18F]fluoro-d-glucose in evaluating the effects of arterial infusion chemotherapy and radiotherapy on pancreatic cancer. J Gastroenterol. 2004;39(1):50–5.

28. Schellenberg D, Quon A, Minn AY, et al. 18Fluorodeoxyglucose PET is prognostic of progression-free and overall survival in locally advanced pancreas cancer treated with stereotactic radiotherapy. Int J Radiat Oncol Biol Phys. 2010;77(5):1420–5.

29. Okamoto K, Koyama I, Miyazawa M, et al. Preoperative 18[F]-fluorodeoxyglucose positron emission tomography/computed tomography predicts early recurrence after pancreatic cancer resection. Int J Clin Oncol. 2011;16(1):39–44.

30. Blake MA, Singh A, Setty BN, et al. Pearls and pitfalls in interpretation of abdominal and pelvic PET-CT. Radiographics. 2006;26(5):1335–53.

31. Hruban RH, Klimstra DS, Pitman MB. AFIP atlas of tumor pathology: tumors of the pancreas—Series 4. Washington, DC: AFIP; 2007. p. 23–376.

32. Tan EH, Tan CH. Imaging of gastroenteropancreatic neuroendocrine tumors. World J Clin Oncol. 2011;2(1):28–43.

33. Rha SE, Jung SE, Lee KH, Ku YM, Byun JY, Lee JM. CT and MR imaging findings of endocrine tumor of the pancreas according to WHO classification. Eur J Radiol. 2007;62(3):371–7.

34. Versari A, Camellini L, Carlinfante G, et al. Ga-68 DOTATOC PET, endoscopic ultrasonography, and multidetector CT in the diagnosis of duodenopancreatic neuroendocrine tumors: a single-centre retrospective study. Clin Nucl Med. 2010;35(5):321–8.

35. de Herder WW, Niederle B, Scoazec J-Y, et al. Well-differentiated pancreatic tumor/carcinoma: insulinoma. Neuroendocrinology. 2006;84:183–8.
36. Christ E, Wild D, Forrer F, et al. Glucagon-like peptide-1 receptor imaging for localization of insulinomas. J Clin Endocrinol Metab. 2009;94:4398–405.
37. Antwi K, Fani M, Nicolas G, Rottenburger C, Heye T, Reubi JC, Gloor B, Christ E, Wild D. Localization of hidden Insulinomas with ⁶⁸Ga-DOTA-Exendin-4 PET/CT: a pilot study. J Nucl Med. 2015;56(7):1075–8.
38. Imperiale A, Sebag F, Vix M, Castinetti F, Kessler L, Moreau F, Bachellier P, Guillet B, Namer IJ, Mundler O, Taïeb D. 18F-FDOPA PET/CT imaging of insulinoma revisited. Eur J Nucl Med Mol Imaging. 2015;42(3):409–18.

第 **8** 章
PET/CT 在胆囊癌和胆管
恶性肿瘤中的应用

Archi Agrawal, Nilendu Purandare, Sneha Shah, Ameya Puranik, Venkatesh Rangarajan

本章纲要

本章讨论 PET/CT 在胆管恶性肿瘤——如胆囊癌（GBC）和胆管癌（CCA）中的作用。虽然胆胰壶腹癌也归为本章内容,但将在胰腺恶性肿瘤中单独对其进行讨论。

8.1 胆囊癌

胆囊癌（GBC）是一种侵袭性和致命性较强的恶性肿瘤,并且预后较差。其倾向于向肝实质和肝内胆管侵犯,死亡率较高,5 年生存率<5%。其很容易发生淋巴结转移,导致腹膜种植转移,也可以通过血液播散。胆囊癌常因无特异性症状而被

延误诊断,因其与胆囊炎和胆石症等胆囊良性病变有着共同的非特异性症状[1-3]。大多数的胆囊癌是在疑似胆囊良性肿瘤的外科手术探查后被偶然发现的。据报道,胆囊切除术患者中约 1%的患者发生胆囊癌[3]。超过 98%的胆囊癌来源于上皮细胞,约 90%以上属于腺癌。胆囊癌好发于胆囊底部(约 60%),其次为胆囊体部(约 30%)和胆囊颈部(10%)[1]。

8.2　胆囊癌诊断与分期的常规影像学方法

虽然超声(USC)是检测胆囊肿块的首选和最常用的检查方法,但 CT 显然对于胆囊壁厚度和黏膜异常的评估更具有优势[1]。动态增强 CT(CECT)为胆囊癌切除术的可行性提供重要信息,如位置、血供和器官侵犯,以及有无淋巴结转移。但 MRI 对于胆囊肿块的良恶性鉴别更为准确。MRCP 和 MRA 有助于诊断血管和胆管侵犯,这对胆囊癌是否可行切除术至关重要。

8.3　^{18}F-FDG PET/CT 在胆囊癌评估中的作用

关于使用 ^{18}F-FDG PET/CT 对胆囊癌评估的数据相对较少。胆囊癌对 FDG 的摄取较强,因此,对于胆囊癌分期具有潜在作用[4]。FDG PET 联合动态增强 CT 有助于原发病灶(图 8.1)、邻近器官侵犯情况的评估(图 8.2),并且有助于局部、转移性淋巴结、腹膜及远处转移病灶的评估(图 8.3)。PET/CT 也有助于胆管炎等良性病变的诊断(图 8.4),此类良性病变常与胆管恶性肿瘤并存。Ramos-Font 等在最近的一项前瞻性研究中报道了 ^{18}F-FDG PET/CT 的总体诊断准确率,原发病灶为 95.9%,淋巴结转移为 85.7%,远处转移为 95.9%。临床再分期准确率为 100%。FDG PET/CT 的运用使得 22.4%的患者调整治疗方案[5]。Leung 等对 63 例胆囊切除术后发生胆囊癌的患者进行研究,其敏感性为 56%,特异性为 94%。其使得 8%的患者调整治疗方案[6]。PET/CT 也被用于对偶然发现的胆囊癌患者进行分层,依据是否存在远处转移病灶来选择最优化的治疗方案[7]。最近一项汇集 13 项研究的 Meta 分析显示,其敏感性为 87%,特异性为 78%,曲线下面积(AUC)为 0.88[8]。

8.4　^{18}F-FDG PET/CT 在胆囊癌患者预后评估中的作用

^{18}F-FDG PET/CT 对胆囊癌患者的预后评估有潜在作用。其能够根据肿瘤细胞对葡萄糖摄取的增加来判断肿瘤的侵袭性。Hwang 等报道,SUVmax 是预后和总生存期(OS) 的一个独立预测因子;结果显示 SUVmax 值<6 的患者生存期比 SUVmax 值>6

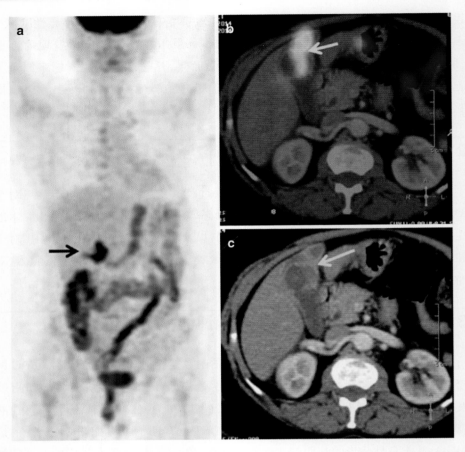

图 8.1　患者,女,51 岁,疑似胆囊癌。¹⁸F–FDG PET/CT 显示肿块代谢增高,累及胆囊底部及体部 (a~c,箭头所示)。根治性胆囊切除术后病理诊断为胆囊腺癌。

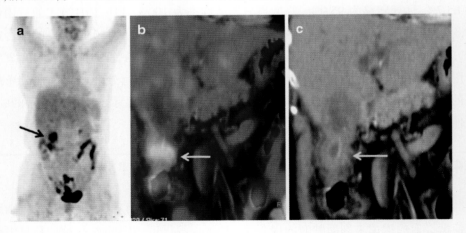

图 8.2　患者,女,62 岁,¹⁸F–FDG PET/CT 显示胆囊肿块代谢增高伴结肠肝曲脂肪层变薄(a~c,箭头所示),提示结肠浸润。

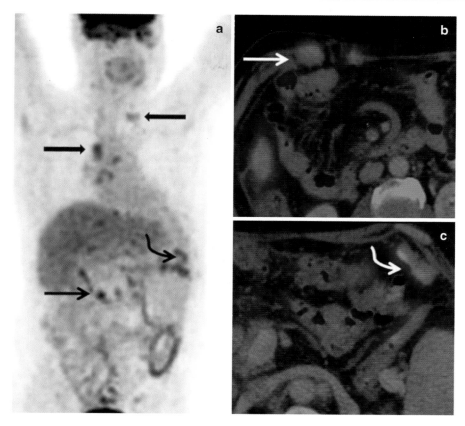

图 8.3　患者,男,55 岁,胆囊切除术后发现胆囊癌。^{18}F-FDG PET/CT 显示锁骨上淋巴结、纵隔淋巴结高代谢转移灶(a,粗箭头所示),前腹壁放射性浓聚影(a 和 b,箭头所示),腹膜放射性浓聚影(a 和 c,弯箭头所示)。

的患者生存期要长。从多元分析,在预处理研究中 SUVmax 值较低和无转移病灶的患者生存期较长[9]。基于体积的代谢参数,如肿瘤代谢体积(MTV)和病灶糖酵解总量(TLG)也是胆囊癌的预后指标。在 Yoo 等的研究中,原发性胆囊癌的 TLG 值是 OS 的一个独立预后指标[10]。另外,与 FDG PET/CT 阴性的患者相比,FDG PET/CT 阳性的患者中位生存期较短[11]。

8.5　胆管癌

　　来源于肝内胆管的胆管癌是一种罕见的腺癌, 好发于肝管分叉处或胆总管远端末梢。最常见的是起源于肝管分叉处(70%)的肿瘤,也被称为 Klatskin 瘤。通常分为肝内或肝外肿瘤。根据生长方式,肝内癌可进一步分为肿块型、导管周围型和导管内

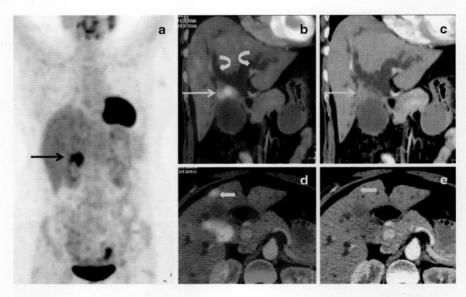

图 8.4　患者,女,52 岁,诊断为胆囊癌,行 ^{18}F–FDG PET/CT 检查,显示胆囊颈部软组织肿块(SUVmax 9.4)代谢增高(a~c,箭头所示)伴双侧肝内胆管明显扩张(b,弯箭头所示)。IVB 段灶性高代谢区(d 和 e,粗箭头所示),沿胆管方向,提示局灶性胆管炎。

型[12]。患者通常进入晚期才会有临床症状,因此,很多患者在明确诊断时已为晚期。

8.6　传统影像学方法的作用

超声、CT 和 MRI 是诊断和分期常用的影像学方法。这些影像学方法有助于判断肿瘤的大小和范围、胆管扩张和区域淋巴结累及情况[13-15]。ERCP 能够获得刷检脱落细胞和组织活检。

8.7　^{18}F–FDG PET 在原发病灶诊断中的作用

^{18}F–FDG PET 在胆管癌诊断中不具有这些传统影像学方法的优势[16,17]。PET/CT 检测病灶的能力取决于病灶的位置。研究显示,对于肝内胆管病变,其敏感性为 91%~95%,特异性为 80%~100%[18,19]。这可能是由于肝内胆管癌的体积大于肝外胆管癌。另一种可能是,与周围正常肝细胞相比,恶性肿瘤对 FDG 的摄取更多,恶性肿瘤对 ^{18}F–FDG 的滞留时间更长[20]。

FDG PET 对胆管癌的检测能力也取决于病灶的生长方式——无论是肿块型还是浸润型。相比于导管周围型和浸润型病灶,其诊断肿块型和结节型的敏感性最高[21,23,24]。Anderson 等的研究发现,其诊断结节型病灶的敏感性为 85%,而浸润型的敏感性只有 18%[21]。FDG PET/CT 对肝门胆管癌的显示较好,并且能够很好地显示肝内胆管扩张(图 8.5 和图 8.6)。

对于良性炎症的患者,如原发性硬化性胆管炎、脓肿和肉芽肿疾病,应用 FDG PET/CT 进行诊断时应谨慎,因其征象可能与胆管癌相似。PET 对胆管癌伴原发性硬化性胆管炎患者的检测价值目前尚存争议[20-22]。

8.8 ¹⁸F-FDG PET 在淋巴结转移灶检测中的作用

在受累淋巴结检测中,与 CECT(敏感性为 43%~54%,特异性为 59%~76%)[25,26]相比,PET 的敏感性稍低(38%~43%),但特异性非常高(95%~100%)。与依赖病灶大小的传统影像学相比,PET 的另外一个优势是,能够检测直径<1cm 的转移病灶。

8.9 ¹⁸F-FDG PET 在远处转移灶检测中的作用

PET 对远处可疑和非可疑病灶的检测也具有较高准确性。其能够检测到传统影像技术检测不到的转移灶。通过运用 PET 对远处病灶的检查,该技术使得 30%以上患者调整治疗方案[21,22]。

FDG PET/CT 在胆囊癌患者预后预测中的作用尚不明确。

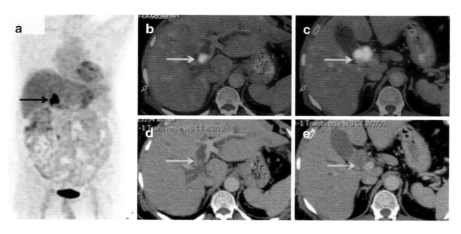

图 8.5 患者,男,61 岁,诊断为肝门胆管癌,¹⁸F-FDG PET/CT 显示在左右肝管汇合部有高代谢肿块(a~e,箭头所示)(SUVmax 13.51)伴双侧胆管扩张。

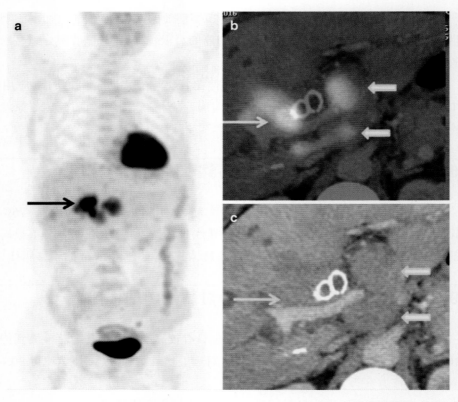

图 8.6　患者,男,57 岁,诊断为胆管癌,¹⁸F–FDG PET/CT 显示肝门处高代谢肿块(a~c,箭头所示)(SUVmax 10.38)伴门脉周围多发淋巴结肿大(粗箭头所示)(SUVmax 8.1)

要点

胆囊癌

- 胆囊癌大量浓聚 FDG,因此,在分期中有潜在作用。
- FDG PET 联合诊断 CECT 有助于原发病灶、周围邻近器官侵犯的评估,并且能够检测局部、淋巴结、腹膜和远处转移灶。
- ¹⁸F–FDG PET/CT 对原发病灶、转移性淋巴结和远处转移灶的诊断准确率分别为 96%、89%、96%。
- ¹⁸F–FDG PET/CT 对胆囊癌患者的预后预测有潜在价值。
- 最大 SUV 值(SUVmax)被报道为总生存期(OS)的一个独立预测因素(与 SUVmax>6 的患者相比,SUVmax<6 的患者的生存期较长)。
- 与 PET/CT 阴性的患者相比,FDG PET/CT 阳性患者的中位生存期更短。

胆管癌

- 在胆管癌的诊断中，^{18}F-FDG PET/CT 与传统影像成像法相比无显著优势。
- 在肝内胆管病变的检测中，敏感性为 91%~95%，特异性为 80%~100%。
- FDG PET 对胆管癌的检测能力也取决于病灶的生长方式，无论是肿块型还是浸润型。
- 与 CECT(SN 43%~54%,SP 59%~76%)相比,PET 的敏感性较低(38%~43%),而特异性较强(95%~100%)。
- PET 对于可疑和非可疑的远处转移灶的检测有较高的准确性，并且使 30%以上的患者调整治疗方案。
- FDG PET/CT 在胆管癌预后预测中的作用尚不明确。

（陈富坤　译）

参考文献

1. Levy AD, Murakata LA, Rohrmann CA Jr. Gallbladder carcinoma: radiologic-pathologic correlation. Radiographics 2001, 21:295–314.
2. Rodríguez-Fernández A, Gómez-Río M, Medina-Benítez A, Moral JV, Ramos-Font C, Ramia-Angel JM, Llamas-Elvira JM, Ferrón-Orihuela JA, Lardelli-Claret P. Application of modern imaging methods in diagnosis of gallbladder cancer. J Surg Oncol. 2006;93:650–64.
3. Duffy A, Capanu M, Abou-Alfa GK, Huitzil D, Jarnagin W, Fong Y, D'Angelica M, Dematteo RP, Blumgart LH, O'Reilly EM. Gallbladder cancer (GBC):10-year experience at Memorial Sloan-Kettering Cancer Centre (MSKCC). J Surg Oncol. 2008;98:485–9.
4. Agrawal A, Rangarajan V. Appropriateness criteria of FDG PET/CT in oncology. Indian J Radiol Imaging. 2015;25(2):88–101.
5. Ramos-Font C, Ramos-Font C, Gómez-Rio M, Rodríguez-Fernández A, et al. Ability of FDG-PET/CT in the detection of gallbladder cancer. J Surg Oncol. 2014;109(3):218–24.
6. Leung U, Pandit-Taskar N, Corvera CU, et al. Impact of pre-operative positron emission tomography in gallbladder cancer. HPB (Oxford). 2014;16:1023–30.
7. Goel M, Tamhankar A, Rangarajan V, Patkar S, Ramadwar M, Shrikhande SV. Role of PET CT scan in redefining treatment of incidental gall bladder carcinoma. J Surg Oncol. 2016;113(6):652–8.
8. Annunziata S, Pizzuto DA, Caldarella C, Galiandro F, Sadeghi R, Treglia G. Diagnostic accuracy of fluorine-18-fluorodeoxyglucose positron emission tomography in gallbladder cancer: a meta-analysis. World J Gastroenterol. 2015;21(40):11481–8.
9. Hwang JP, Lim I, Na II, et al. Prognostic value of maxSUV measured by fluorine-18 fluorodeoxyglucose positron emission tomography with computed tomography in patients with gallbladder cancer. Nucl Med Mol Imaging. 2014;48(2):114–20.
10. Yoo J, Choi JY, Lee KT, et al. Prognostic significance of volume-based metabolic parameters by (18)FFDG PET/CT in gallbladder carcinoma. Nucl Med Mol Imaging. 2012;46(3):201–6.
11. Redondo F, Butte J, Lavados H, et al. 18F-FDG PET/CT performance and prognostic value in patients with incidental gallbladder carcinoma. J Nucl Med. 2012;53(515):515.
12. Blechacz BR, Gores GJ. Cholangiocarcinoma. Clin Liver Dis. 2008;12:131e50.
13. De Groen PC, Gores GJ, LaRusso NF, Gunderson LL, Nagorney DM. Biliary tract cancers. N Engl J Med. 1999;341:1368e78.

14. Gores GJ. Early detection and treatment of cholangiocarcinoma. Liver Transpl. 2000;6:S30e4.
15. Zech CJ, Shoenberg SO, Reiser M, Helmberger T. Cross-sectional imaging of biliary tumors: current clinical status and future developments. Eur Radiol. 2004;14:1174e87.
16. Kim JY, Kim MH, Lee TY, et al. Clinical role of 18F-FDG PET-CT in suspected and potentially operable cholangiocarcinoma: a prospective study compared with conventional imaging. Am J Gastroenterol. 2008;103:1145–51.
17. Petrowsky H, Wildbrett P, Husarik DB, et al. Impact of integrated positron emission tomography and computed tomography on staging and management of gallbladder cancer and cholangiocarcinoma. J Hepatol. 2006;45:43–50.
18. Moon CM, Bang S, Chung JB, Park SW, Song SY, Yun M, et al. Usefulness of 18F- fluorodeoxyglucose positron emission tomography in differential diagnosis and staging of cholangiocarcinomas. J Gastroenterol Hepatol. 2008;23:759e65.
19. Corvera CU, Blumgart LH, Akhurst T, DeMatteo RP, D'Angelica M, Fong Y, et al. 18F-fluorodeoxyglucose positron emission tomography influences management decisions in patients with biliary cancer. J Am Coll Surg. 2008;206:57e65.
20. Keiding S, Hansen SB, Rasmussen HH, Gee A, Kruse A, Roelsgaard K, et al. Detection of cholangiocarcinoma in primary sclerosing cholangitis by positron emission tomography. Hepatology. 1998;28:700e6.
21. Anderson CD, Rice MH, Pinson CW, Chapman WC, Chari RS, Delbeke D. Fluorodeoxyglucose PET imaging in the evaluation of gallbladder carcinoma and cholangiocarcinoma. J Gastrointest Surg. 2004;8:90–7.
22. Kluge R, Schmidt F, Caca K, Barthel H, Hesse S, Georgi P, et al. Positron emission tomography with [18F]fluoro-2-deoxy-D-glucose for diagnosis and staging of bile duct cancer. Hepatology. 2001;33:1029e35.
23. Nakeeb A, Pitt HA, Sohn TA, et al. Cholangiocarcinoma: a spectrum of intrahepatic, perihilar, and distal tumors. Ann Surg. 1996;224:463–473, discussion 473–475.
24. Jadvar H, Henderson RW, Conti PS. [F-18]Fluorodeoxyglucose positron emission tomography and positron emission tomography: computed tomography in recurrent and metastatic cholangiocarcinoma. J Comput Assist Tomogr. 2007;31:223–8.
25. Kato T, Tsukamoto E, Kuge Y, Katoh C, Nambu T, Nobuta A, et al. Clinical role of [18] F-FDG PET for initial staging of patients with extrahepatic bile duct cancer. Eur J Nucl Med. 2002;29:1047e54.
26. Seo S, Hatano E, Higashi T, Nakajima A, Nakamoto Y, Tada M, et al. Fluorine-18 fluorodeoxyglucose positron emission tomography predicts lymph node metastasis, P-glycoprotein expression, and recurrence after resection in mass forming intrahepatic cholangiocarcinoma. Surgery. 2008;143:769e77.

索　引